実例に学ぶ

医療機関のパンデミック対策

長原 光
NAGAHARA HIKARU

幻冬舎MC

はじめに

２０１９年12月、中国の武漢市で原因不明の肺炎患者が確認されました。この肺炎は未知のウイルスによるものであり、当該ウイルスによる感染症はその後、「COVID-19」と名付けられました。いわゆる「新型コロナウイルス感染症」です。

これは大変な事態に発展するかもしれない——当時、加須病院の前身である栗橋病院の院長であった私は、武漢で発生した新ウイルスの情報を聞いたときただならぬ予感に身震いしました。

この悪い予感は的中し、未知のウイルスはあっという間に世界中に広がりました。世界各国の状況が連日報道され、増え続ける感染者数と死亡者数、そして重篤な症状に世界中が怯えることになったのです。

私の病院では２０２０年1月6日に新型コロナウイルスへの対策を開始し、同年2月、乗客の集団感染が確認された豪華客船「ダイヤモンド・プリンセス号」の患者を受け入れました。以降、率先して新型コロナウイルスの感染者の診療に当たり、全職員で未知のウイルスと対峙してきました。

２０２２年6月には埼玉県の中核病院として加須《かぞ》市へ移転し、栗橋病院から加須病院となった現在も、私は病院長として陣頭指揮をとり続けています。


今回の感染症拡大で私たちは多くの問題に直面してきました。

パンデミックを想定していない医療体制や、地域間・診療科間の医師偏在、ＩＣＴ（情報通信技術）導入の遅れなど、いくつも乗り越えなければならない壁があったのです。

例えば患者の対応やトリアージ、実際の治療やケア、院内感染を防ぐためのゾーニングなど、パンデミック時における患者と医療従事者の健康と安全の確保のために取り組むべきことは多岐にわたります。

また、パンデミック対応を支えるのは、直接的な医療行為だけではありません。緊急時でも安全な医療を提供するためには、地域間・診療科間の連携や徹底した患者情報管理が非常に重要です。どのような報告や手続きが必要なのか、保健所や行政とはどのような連携が必要なのか、患者情報はどのように共有・活用をしていくべきかなど、医療行為以外の側面からも病院運営について考える必要があります。

本書では、新型コロナウイルスの感染者をいち早く受け入れ、地域医療の中核病院として率先して治療と対策に当たってきた私たちの経験と、そこから見えてきた課題と解決策をまとめています。今後、再び新興感染症によるパンデミックが起きた際、どのように判断し、治療方針や看護方針を決定し、現場をマネジメントするべきか、医療従事者の参考になればと思います。

本書が、新興感染症対策の手引きとなり、また、高度な医療体制を整えるための一助となれば幸いです。

実例に学ぶ　医療機関のパンデミック対策　目次

［第2章］

【病院体制対策】

急性期病院がパンデミックに備えるために

整備・構築しておくべき病院の管理体制

［第3章］【外来診療対策】

地域の患者と医療従事者の健康を守るために
外来診療における受診患者の受け入れと対応

［第4章］

【病棟対策】

患者の状態に応じた治療とケアを行うために

入院治療・看護方針と病棟の感染症対策

［第6章］ 地域急性期病院の使命を全うするために
パンデミック対策を事前に講じることの重要性

市民たちは足並みを合わせ、災厄にいわば適応していった。というのも、それ以外にやり方がなかったからだ。当然のことながら、まだ不幸と苦しみに接する態度をとってはいたが、鋭い痛みはもう感じていなかった。しかし、たとえば医師リウーは、それこそがまさに不幸なのだと考えていた。絶望に慣れることは絶望そのものよりも悪いのだ。

『ペスト』（カミュ著　宮崎嶺雄訳　新潮社）

――つねに恐れつつ進まぬ者は、
数々の侮辱にあい、しばしば悔いることになる。

レオナルド・ダ・ヴィンチ

［第１章］

新型コロナウイルスの感染拡大で露呈した日本の医療体制の脆弱性

感染症拡大で露呈した日本医療の脆弱性

――喉元過ぎれば熱さを忘れる。

日本には、こんなことわざがあります。確かにどんなに熱いものでも飲み込んでしまえばもう熱さは感じません。一度大きな困難を乗り越えてしまえば、その後は問題ないということです。

しかし、2019年の12月31日に中国・武漢で発生したとされる、今回のコロナウイルス――私たち医療人にとってはCOVID-19の悪名のほうがなじみ深いですが、これに対するわが国の対応については、そうはいかないと考えています。

なぜなら、国内だけでも感染者数、累計3370万人超、7万人を超える死者を出したこの病気から、私たちは何かを学び取り、次のパンデミックへの備えとしなければまた同じことを繰り返してしまうからです。

2023年1月、岸田政権は、同年5月より新型コロナを5類とすることを閣議決定しました。実に発生から3年と5カ月、ここまで長く続くとは誰も想像できなかったことと思います。しかし兎にも角にもこの長かった闘いはようやく収束の兆しを見せています。この原稿を書いている2023年4月16日時点での日本国内の新規感染者数は約7000人です。街を歩く人たちのマスク着用率は依然として9割を超えているといいますが、それもこのゴールデンウィークを境に大きく変わると思われます。

今回のコロナ禍の医療体制については、特に私たち医療人に対して、国民からさまざまな意見が出ました。そのなかには批判的な意見も多くありました。現場でコロナに対して最前線で取り組んだ私たちからすれば、思うところも多々あります。しかし、確かに早急に改善すべき点があるのも事実です。その最たる部分は、世界的にも充実していると考えられていた国内の医療体制は、実はパンデミック時の対応力が脆弱であったということです。コロナ禍の重要指標の一つとされた病床使用率の問題です。

病床は多くてもコロナに対応できる急性期病床は少ない

日本は諸外国と比べて病床数が多いのに、なぜ医療崩壊が起きたのかということがメディアで指摘されることがありました。これについても一口に病床といっても、それがどのような病床であるかを考えれば自ずと理由も見えてくると思います。

確かに数だけであれば日本の病床数は多いように見えますが、今回のコロナのような病気に対応する急性期医療を担う病院、特に集中治療室（ＩＣＵ）や高度治療室（ＨＣＵ）をもち、手術や集中治療ができる病院は多くはありません。急性期ではなくて慢性期の患者を受け入れる療養型の病床が多かったり、一般病床であっても回復期リハビリテーション病床だったり、あるいは精神科病床が多かったりなど、有事（パンデミック）の際に対応できる病院は決して多くはないのです。このことが病床数は多いのに、コロナに対応できる病床は少なかったこと、あるいは医療崩壊を招いてしまったことの原因の一つだといえます。

なぜ高度な急性期を担う病院が少ないのか、理由はさまざまですが、一つには診療報酬体系や国民皆保険制度が大きく関係しています。国民皆保険制度や医療のフリーアクセスは、国民の誰もが平等に医療を受けることができるという、世界に誇れるすばらしい制度です。しかしその一方で、医師になって1年目の医師が治療をしても10年目のベテランが治療をしても、同じ治療費しか請求することができないなど不合理な面もあります。急性期医療は高度な治療を提供するために、高いコストがかかります。例えば看護師は、急性期の病棟では7対1の看護配置、つまり1人の看護師が7人の入院患者を受け持つことなどが求められますが、慢性期の患者が入院する療養病棟などでは看護配置は20対1ですからおよそ3倍の開きがあります。

さらに最新の医療機器や非常に専門的で高度な技術者、医師が必要です。手術や検査などにもさまざまな備品をそろえる必要があります。つまり急性期の医療は一生懸命やろうとすればするほど、費用もかさむ仕組みになっているのです。

パンデミック時の司令塔の不在

また、新型コロナウイルス感染症に対応する医療機関と対応しない医療機関で、強い偏りが見られたこと、そもそも新型コロナウイルスなどの感染症に対応できる病院の数が少ないことも課題の一つです。

実際の動きとして、当初は日本では私の病院を含め、感染症指定医療機関が中心となって感染患者の治療に当たってきました。しかしそれだけではとても対応しきれないということで、パンデミックの半ば以降はさまざまな形で補助金をつけるなどして、少しずつ指定医療機関以外の病院も対応するようになっていきました。

とはいえ、新興感染症に対応するにはある程度のマンパワーがあって設備も整っていて、感染症や救急などの医師をそろえて想定外の事態にも対応できる体制が求められます。しかしこうした体制を平時から整えるというのは、少し無茶な話です。

だからこそパンデミックの際には、全国のさまざまな医療機関や医療従事者に対して、一斉に号令をかけるような司令塔が必要でした。

しかし日本においては指揮系統がありませんでした。例えばアメリカではアメリカ疾病予防管理センター（ＣＤＣ）があり、人々の健康増進に関する各種活動の中心的存在となっています。ＣＤＣにはアメリカ全土から多くの専門家が参集し、感染症だけではなくさまざまな疾病予防に関する施策を実施しています。

また、アメリカではＣＤＣ以外にもアメリカ国立衛生研究所（ＮＩＨ）などの組織もあります。ＮＩＨには感染症対策の権威であるアンソニー・ファウチ博士がいますが、彼は40年近くディレクターを務めました。アメリカではこうした第一人者と呼ばれる専門家が何人もいたり、あるいは複数のグループがそれぞれ独自に研究を重ねたり、研究結果に基づいて対策を立てたりしているのです。

これに対して日本では、国立感染症研究所1カ所しか専門組織がありません。コロナ禍では東京都が自治体レベルのCDCを立ち上げるなどさまざまな動きはありましたが、アメリカのCDCと比べれば予算も人材も圧倒的に足りていないのが現状です。

また、唯一の専門組織である国立感染症研究所も、どちらかといえば研究的な活動が中心の組織です。そのため現場サイドで何が起きているか、現場の課題をどのように行政の仕組みに反映させるか、薬物治療はどうするか、海外の情報を検討したうえでそれを日本に活かすにはどうするかなど、総合的に対策を立てるには、やはり人材不足の面は否めません。

各医療機関の判断に委ねられた采配

日本ではこうしたことを補うために、政府が新型コロナウイルス感染症対策本部を立ち上げ、ここがコロナ対策の指揮命令系統を担うことになりました。政府の対策本部立ち上げなどの背景には、既存の組織の体制が十分ではなかったことなども関係していると思われます。

今回のように未知なる状況下ですばやく適切な対応をするには、より多くの人材を割いて複数の機関が知恵を出し合って対策を協議するのが理想です。そうした組織は国立感染症研究所のような研究機関や、日頃から患者の診察に当たっていて現場をよく分かっている高度急性期病院、それ以外に東京都や大阪府などの首都圏による自治体版ＣＤＣなどで構成される組織であるべきです。

しかし、実際のところ感染症対策本部が全国の医療機関に対して司令塔的に機能していたかどうかは疑問があります。非常時における指揮系統の弱さは、そのまま医療機関の個別対応に委ねられるという問題を生み出しました。患者を受け入れるか受け入れないかの判断から始まって、結局、個々の医療機関が判断を迫られることが多く、それによって対応に困難を感じた医療機関は少なくないと思います。

医療において、特に今回のような緊急時については、ある程度は命令系統をはっきりさせることが必要です。そのうえで、情報はオープンにして各医療機関でしっかり情報共有して対応するのがベストだと思います。

その点、災害大国日本では、普段から災害派遣医療チーム（DMAT）が各地にあって、行政や医師会、医療機関などが協力して定期的にトレーニングをしています。こうした仕組みを平時から稼働しておくことが、パンデミックへの備えとしては重要になると考えています。

全体の8割が民間病院で、公立病院が少ない日本

重要な視点として日本の病院には民間病院と公立病院、その中間に位置する私たちのような公的病院が存在するということもあります。これらの病院のうち、国が直接指示を出すことができるのは、公立病院とせいぜい私たちのような公的病院のみなのです。

医療法人などは一般企業とは異なりますが、それでも民間の病院は基本的には、自由競争のもとで自分たちの方針に基づいて病院の方向性や運営を考えることができます。たとえ政府がコロナ患者を受け入れろと号令をかけたとしても、強制することはできません。できることは補助金をつけて促進したり、診療報酬上の優遇によって誘導したりと限られます。そ

公立・公的等・民間別の新型コロナ患者受入医療機関数及び受入実績の割合

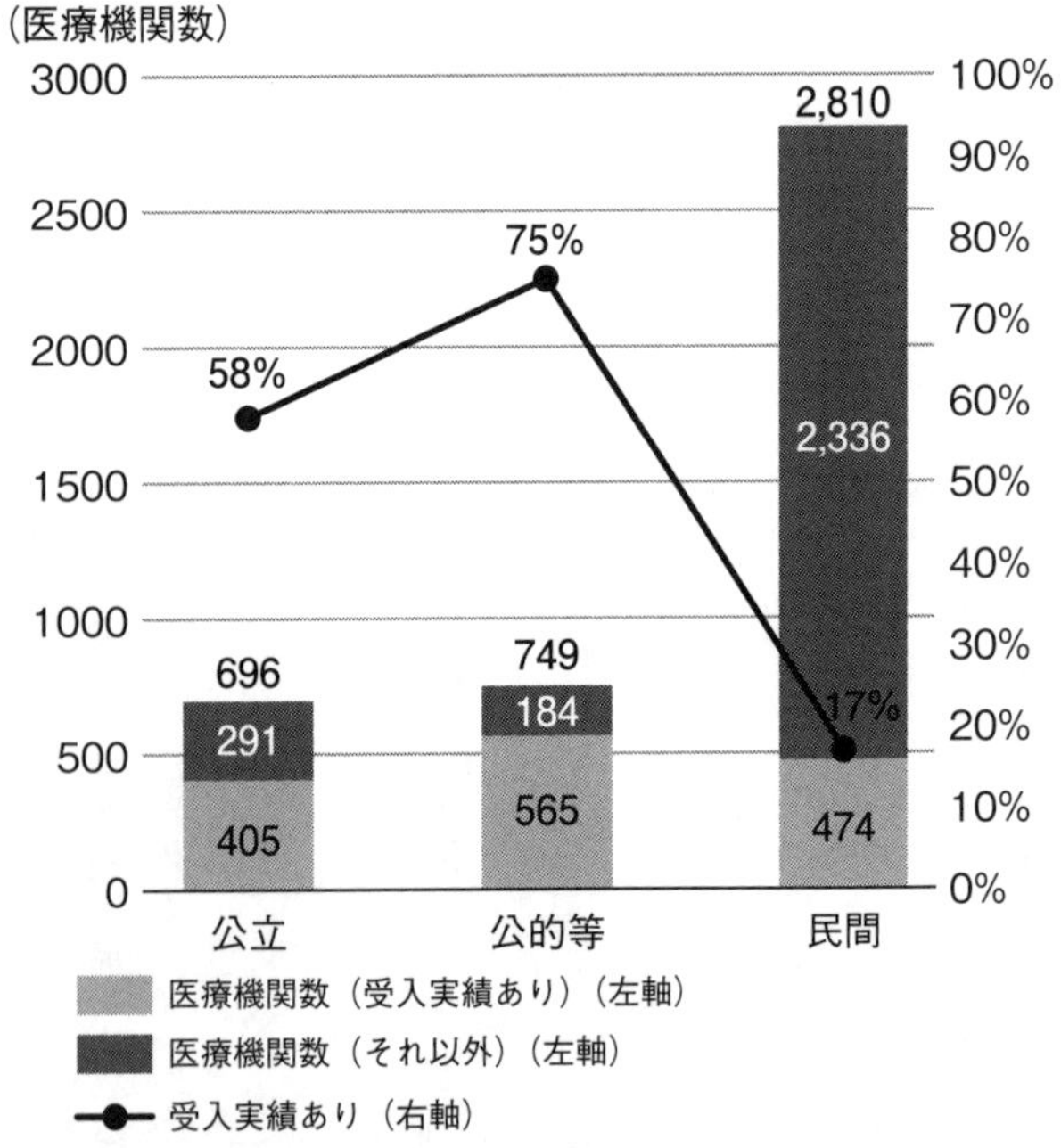

資料：2020（令和2）年11月末時点でG-MISで報告のあった医療機関データより厚生労働省政策統括官付政策立案・評価担当参事官室において作成

（注）1：急性期病棟の有無は平成30年度病床機能報告において高度急性期・急性期の機能を有すると報告した医療機関。

2：公立……新公立病院改革プラン策定対象病院

公的等……公的医療機関等2025プラン策定対象医療機関

民間……公立・公的等以外

出典：令和３年版　厚生労働白書

のため国が思い切ったことをしたくても、なかなかできないという現状もあるのです。

ヨーロッパでは公的病院が医療の主流となっています。イギリスやフランスでは大半が公的病院で、一部が民間病院です。またドイツは公的病院と民間の非営利病院が大半を占めていて、一部が民間病院となっています。一方、われわれの日本では民間病院が約8割を占めていて、公立・公的病院は約2割しかありません。

日本はアメリカ型の民間病院が多数を占める医療体制で何十年も続いていますが、パンデミック対策を考えるうえでは、限られた医療資源を有効活用するためには、より知恵を絞っていかなければならないと思います。

広がる医療資源の地域格差

もう一つ、そもそも日本の医療制度が抱える課題という意味では、地域医療構想の話もあります。地域医療構想とは、日本の将来的な人口推計を基にして、2025年に必要になる病床数を推計し、病床の機能分化と連携を進めて効率的な医療提供を目指す仕組みです。2014年に成立した「医療介護総合確保推進法」によって制度化されました。

地域医療構想による2025年の病床の必要量

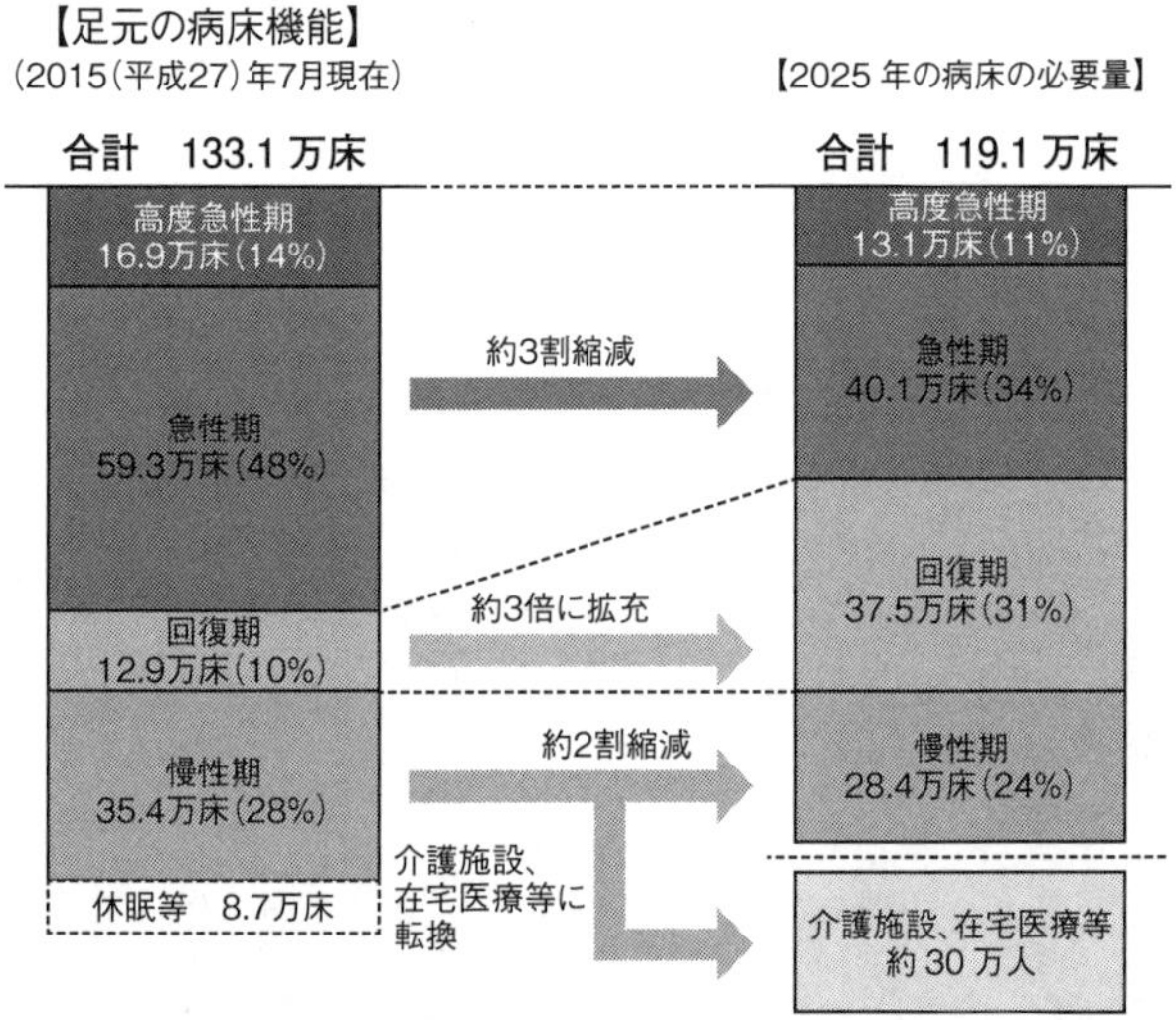

出典：平成29年版　厚生労働白書

日本では2025年以降、いっそう人口減少や高齢化が進むといわれています。その場合、高齢者が増加する地域と、高齢者も若い人もどちらも減少する地域とでは、それぞれに必要な医療の機能は変わってきます。そのため地域医療構想では医療の機能を「高度急性期」「急性期」「回復期」「慢性期」の4つに分けて、それぞれに必要な病床数を推計しています。

この構想のなかでは、各地域の病院のデータを収集・分析したうえで、同じ地域に似たような機能をもつ病院が複数あった場合、いくつかの病院を統合することなども議論されてきました。例えば近隣に消化器内科が強い病院が複数あって、反対に神経内科をもつ病院はなかったとします。であれば、どちらかの病院は消化器内科を強化し、もう一方の病院は消化器内科はやめて神経内科を作ろうというのが厚生労働省の発想です。

しかし、これは簡単な話ではありません。診療科によっては利益を生みやすい科とそうでない科がありますし、どの病院がどの診療科を担当するかについて、話し合いでスムーズに解決するとは思えないからです。結局、この議論はコロナ禍で頓挫した状態になっています。

地域医療構想には、医療資源の地域偏在を解消しようという狙いもあります。例えば埼玉県は、人口10万人に対する医師数が全国で最も少ない都道府県です。厚生労働省によれば人口10万人対医師数の平均は256・6人ですが、埼玉県は177・8人しかいません（2020年12月31日時点　厚生労働省「医師・歯科医師・薬剤師統計の概況」2020

年）。そうしたなかでも私の病院がある埼玉県加須市は、県内でもさらに医師の偏在が大きい医療圏であるため課題となっています。

資本主義社会のなかで民間病院も巻き込んだ地域医療構想を進めることは簡単ではありませんが、医療資源の偏在自体は解消すべき重要な課題です。首都圏にいるとあまり実感が湧かないかもしれませんが、地方の医療は相当に厳しい状況になっています。医師や医療従事者不足が極めて深刻だからです。医師の偏在を解消しようと、特定の地域で診療に従事することを条件に奨学金などを出す地域枠制度が設けられていますが、こうした工夫を凝らしてもなかなか地域偏在は解消されません。

今はまだ地方で頑張っている医師がいますが、あと数年もすれば高齢化によって開業医が次々と閉院するケースが出てくると思います。そのときにはもう、地域で後を継ぐ医師はいません。このように考えていくと、今まさに過渡期を迎えているといってよく、ここでなんらかの策を講じなければ大変なところに来ているのだと思います。

さらにいえば、今回のパンデミックで患者を積極的に受け入れたのは、まさに地域医療構想で統合などを提案されてきた病院でした。もしも地域医療構想どおりに機能分化や再編が進んでいたとしたら、パンデミックが起きても今以上に患者を受け入れる病院が見つからず、さらなる混乱を招いていたと考えられます。

病気以外との闘い――差別や偏見、恐怖感

ウイルス感染爆発などのパンデミック時の対応で難しかったのは、病気だけではありません。今回、医療関係者や国民全員が苦しんだのは情報の取り扱いでした。

実は私の病院は、2月3日に横浜港に入港したダイヤモンド・プリンセス号の乗客から発生した集団感染者の第一陣を受け入れた病院の一つでした。患者を受け入れたときに、最も困ったことは国や自治体、民間組織や全国のどの病院もすべて情報をひた隠しにして共有しようとしなかったことです。

当時、私たちは自分の病院に患者が来たこと以外、県内のどの病院で患者を受け入れているのかという情報をいっさい知ることができませんでした。どこに患者が収容されたのかなど、まさに噂で知るような状況であり、行政から情報を得ることもありませんでしたし、病院同士で情報交換をすることすらほとんどありませんでした。

個々の医療機関を苦しめた情報共有不足は、私の病院だけの話ではなかったはずです。これは結局のところ、古くは結核やハンセン病に対する偏見や恐れなどにも見られたように、未知なる感染症に対する偏見や先入観でした。しかも現代社会ではそうした噂や情報が瞬時にネットやＳＮＳで拡散される時代です。

特に最初の頃は、新型コロナウイルス感染症の患者やその治療に当たる医療従事者に対する偏見や差別、恐怖感が非常に強く見られました。また、医療機関側も得体の知れないウイルス感染症患者が入院していると知られると、一般の患者が来なくなるのではないかと恐れて、情報を外に出そうとしなかったのです。

孤立した全国の新型コロナ受け入れ医療機関

未知なる感染症の患者を受け入れていることをオープンにすると、それによってさまざまな面でその病院が立ち行かなくなってしまうような雰囲気が当時は確かにありました。その結果、個々の医療機関が孤軍奮闘せざるを得ない状況に追い込まれてしまったのです。もしもこの頃にそれぞれの病院が患者を受け入れていることをオープンにできる雰囲気があり、受け入れている病院同士が集まって知恵を出し合うことができていればもう少し対応がスムーズになったのではないかと私は今でも考えています。

感染拡大からかなり時間が経過すると、新型コロナウイルス感染症にかかった人も増えてきて周囲に感染者がいても、以前のようにそれほど責めるような雰囲気はなくなってきました。この頃にはやっとそれぞれの医療従事者が自分たちの経験した患者の情報を集めて症例検討会を開くようになりましたが、初期の頃はこうした動きはまったくといっていいほどなかったのです。

これには非常に困りました。通常の病気の場合は、医療従事者はそれぞれに症例を持ち寄り、症例検討会などで知識を共有して治療の質を上げています。ましてや相手が未知のウイルスで何も情報がないなかにあっては、各医療機関が経験した症例というのは本来であれば貴重な情報であったはずなのです。しかしこうした貴重な情報をやり取りするチャンスもないままに、各医療機関が孤軍奮闘する期間が長く続いたことは非常に不幸なことでした。

急性期病院が撤退したら日本の医療は危うくなる

　これらは長らく続いた日本の医療が抱える課題ですが、パンデミックを期にこうした課題がいっそう浮き彫りになったと感じています。このように使命感をもって真面目に急性期医療に取り組む病院が経営的に厳しい状況を放っておくと、今後さらにこうした領域をやろうという病院は減っていくことが考えられます。しかし、パンデミック下で新型コロナウイルス感染症のような患者を治療できるのは、こうした急性期を担う病院だけなのです。急性期医療を担う病院が経営的な理由によって撤退するようなことがあれば、次にこうしたパンデミックが再び起きたとき、日本の医療はさらに厳しい状況に立たされることになるのは明らかです。

　コロナ禍では、日本のＩＣＴ化の遅れも浮き彫りになりました。特別定額給付金については オンライン申請を受け付けたものの給付までに長い時間を要し、また教育分野では休校期間などにオンライン授業をしようと思っても、ノウハウがなく端末などの整備も進んでいないため思うようにいきませんでした。諸外国に比べて遅れている日本のＩＣＴ化ですが、医療分野ではさらに遅れが目立ちます。

例えば新型コロナウイルスの接触確認アプリ「ＣＯＣＯＡ」（２０２２年11月に機能停止）は、スタート直後から不具合が続き、お世辞にも成功したとはいえませんでした。また「My HER-SYS」と呼ばれる新型コロナウイルスに感染した人の健康管理システムもありますが、これも一度電子カルテに入力した情報を再度入力したり、コピーアンドペーストしたりしなければならず、事務作業を煩雑にしています。

病院における日常的なＩＣＴ化についても、少しずつ病院内でiPadやiPhoneの導入が進んでいるものの、まだまだ十分に活用されているとは言い難い状況です。電子カルテについてはある程度普及していますが、院内の情報はデジタル化されていても、その情報をほかの施設とやり取りする際にはファックスや電話などのアナログな伝達手段を使うしかないという問題があります。

医療のＩＣＴ化で鎖国状態の日本

電子カルテを介した医療情報の共有化は今後ますます重要になるでしょう。特に未知のウイルスに対処するときや、経験したことのない事態に遭遇したときには同じような経験をなるべく早く分かち合う必要があるでしょう。新型コロナウイルス感染症が日本で流行し始めた頃は、風評の影響を心配したこともあり、どこの病院に入院したかも分からず、まして患者の情報を共有してアイデアを出し合うことなどはとてもできない相談でした。埼玉県では、今ではコロナ患者の症例検討会を実施し、重症患者を診る病院と中等症2までを担当する病院とで情報共有が積極的に行われています。

しかし、この情報共有化にはもう一方技術的な課題があります。私たちが使用している電子カルテの医療情報等を交換できるフレームワークが日本では備わっていないのです。電子カルテはさまざまなベンダーが提供していますが、病院ごとにカスタマイズしたりバージョンが異なったりすると、同じベンダーの製品同士でも情報のやり取りができないのが現状です。欧米ではHL7 FHIR（Fast Healthcare Interoperability Resources）が標準として推奨もしくは義務化されており、医療情報の交換は容易に行われています。このシステムはアプリケーションの連携を促進するためのものなので、電子カルテのベンダーが異なっても医療情報の交換が容易になります。このような医療情報の共有化が実装されなければ、未知の事態に対処するときにはかなりのハンディとなります。

そのため、地域の診療所から急性期病院に紹介されるにしても、急性期病院同士で患者を紹介するにしても、いまだに紙の紹介状がなければ患者情報を伝えることはできません。ICTの本来の目的が「つなぐ」ことの一つのキーワードだとすれば、医療分野のICT化はどこともつながっていない、あくまで自分の病院内の情報を電子化しただけのものなのです。これでは十分にICT化の恩恵を受けることはできません。

もちろん、地域単位で見ればネットワーク化が進んでいて、うまく情報共有ができているところもあります。しかし、国全体を結ぶそうしたネットワークはありません。日本全体をカバーするネットワークを整備しようとすれば大きな予算が必要になりますから、なかなか進まないのだと思います。

代わりに出てきたのはマイナンバーカードです。マイナンバーカードでは患者の薬剤情報や特定健診情報など一部の情報を閲覧することができますが、これはアメリカなどで行われている患者が自分自身で医療情報を管理できる仕組みとはまったく異なります。例えばマイナンバーカードで患者が自分の診断名を見ることができるとしても、そもそも診断名とは詳細な検査をしたうえで決まるものではありません。そのため、マイナンバーカードに紐付いている情報は極めて限定的であり、かつ必ずしも正確なものでもありません。

　本来であれば電子カルテの相互乗り入れなどが必要かと思いますが、これも実現には時間がかかると思われます。

　このように医療現場におけるＩＣＴ化は、まだまだ取り組むべき分野が多いといえます。一方、コロナ禍で急速に拡大したリモート診療、あるいはオンライン診療についても課題は残ります。慢性期の患者で同じ処方を継続している場合など、オンライン診療を活用できるシーンは十分にあると思います。しかし、例えばコロナに関してオンライン診療による診断書などを見ていると、医師として違和感を覚えることがゼロではないのです。やはり患者を実際に一度も診ないで診断を下したり治療したりするというのは、なかなか難しい面もあると感じています。

　もちろん、もっとＡＩの活用が進んでさまざまな技術を組み合わせることで、オンラインでも適切な診断が下せるようになることは期待できます。しかし現状では、ＩＣＴ化を進めるべきだという議論とオンライン診療が良いかどうかは別の議論だと私は考えています。

医療機関同士の連携が医療の質を高める

ＩＣＴ化以外にも、日頃から医療機関同士で連携を深めておくことは、通常の診療の質を高めるうえでも、パンデミックに備えるためにも重要です。新型コロナウイルス感染症の治療に関する症例検討会の席上で、私が非常に興味深いと感じたことがあります。それは、コロナの初期治療を行った医療者と重症患者を治療した医療者とでは、議論が噛み合わないことがあるということです。

エクモ（ＥＣＭＯ）を扱うような、重症患者を治療する医療機関は、患者が重症になってから引き受けるため、初期治療でどのようなことをしているかは案外知らないことがあります。反対に、初期治療を担っている医療機関は重症化すればほかの医療機関へ転院させてしまうため、それ以降の状況は知らないことがあるのです。そのため初期治療をしている医師と重症化してから治療する医師とでは、それぞれに議論がうまく噛み合わないことがあるのです。

私の病院では、初期から重症化した患者まで切れ目なく対応していたのでそうしたことはあまり感じませんでしたが、一般的にはこうした医療者の間でのコミュニケーションエラーというのはよくある話です。このように考えると、日頃から互いにコミュニケーションを取り合い、情報を密にやり取りすることがいかに重要であるかが分かると思います。

このように新型コロナウイルス感染症は、日本の医療が抱えるいくつもの課題を浮き彫りにしました。いずれ今日のパンデミックが終息したとしても、それで終わりにしてはならないと私は考えています。少子高齢化が加速する日本において、今後の医療のあるべき姿を、今こそ私たちは真剣に考えなければいけない時期になっていると思うからです。医療制度、病院経営、病院機能、医師の働き方、医療情報、ＩＣＴ化、人口構造の変化……解決すべき課題は山積しています。しかし、ここで目を背けていては、アフターコロナにおける医療の未来には暗雲が立ち込めるのではないかと考えています。

第2章

【病院体制対策】急性期病院がパンデミックに備えるために整備・構築しておくべき病院の管理体制

2020年2月11日、クルーズ船からの陽性者受け入れ

２０１９年末に中国において新型コロナウイルス感染症が報告され、年が明けた２０２０年1月にはＷＨＯ（世界保健機関）が「国際的に懸念される公衆衛生上の緊急事態」を宣言しました。その後、同じくＷＨＯによってパンデミックの状態にあると表明されたのは3月11日のことです。私が院内で新型コロナウイルス感染症について職員たちと話し、受け入れ体制の準備を始めたのは2カ月前の1月6日頃からでした。私が病院長を務める病院は第二種感染症指定医療機関であり、実は２００９年の新型インフルエンザの大流行の教訓が頭にありました。

２０２０年1月に入り日本でも少しずつ新型コロナ感染者が出始め、院内で会議を開きました。今後、感染者を受け入れることになった場合の対応などを検討したのです。感染拡大防止のためには患者を陰圧室で隔離することが必要ですから、もしも感染した患者が来た場合は陰圧室で受け入れるための手はずなどを改めて確認しました。そのうえでガウンや手袋、マスク、キャップ、フェイスシールド、ゴーグルなどの個人防護服の着脱ト

レーニングを実施したほか、N95マスクをはじめとする必要な資材の用意など、感染対策として考えられることを準備しました。

それから1カ月ほど経った2月3日には、クルーズ船「ダイヤモンド・プリンセス号」が神奈川県横浜港へ入港しました。閉鎖された空間であるクルーズ船の中では新型コロナウイルス感染症の集団感染が起きていて、乗船客の中で陽性者の数は日を追うごとに増えていき、連日のように陽性者の人数が報道されると国内での関心は一気に高まりました。

このとき、クルーズ船の乗客は神奈川県をはじめとして東京都、埼玉県、千葉県、静岡県など近隣の都県の医療機関へ搬送されていきました。

受け入れ先の医療機関の一つは私の病院でした。クルーズ船の乗客が運び込まれてきたのは2月11日のことです。実は院内ではその1週間ほど前から、いつか陽性者が運び込まれてくるかもしれないと考えて対策を講じていました。

予想をはるかに上回ったパンデミック

新型コロナウイルス感染症が出始めて本当に初期の頃、私は正直にいってそれほど大変なことになるとは予想していませんでした。もともと、新型のコロナウイルスを原因とする感染症では、重症急性呼吸器症候群（ＳＡＲＳ）がありました。これは２００２〜２００３年頃に中国を起源としてベトナムや香港に拡大し、その後、アメリカやカナダ、シンガポールなど世界中で集団発生した感染症です。ＷＨＯはＳＡＲＳに関連して全世界に向けて注意喚起を行い、「世界規模の健康上の脅威」として異例の旅行延期勧告も発表しました。

これがオリジナルなＳＡＲＳと考えられているものです。このときの世界的な大流行では、治療に当たっていた医師が何人も亡くなるなど非常に危機的な状況になりました。私は２００３年の大流行時を思い出しながらも、今回の新型コロナウイルス感染症はそこまでの事態にはならないだろうと当初は考えていたのです。

しかし、この甘い見立てはあっという間に突き崩されました。新型コロナウイルス感染症は瞬く間に世界中で流行し、重症者も増えていったからです。

新型コロナウイルス感染症の大きな特徴は、時間を追うごとにいくつもの亜型が出てきて、新たな型が出るごとにまるで別のウイルスではないかと思うほど患者の症状がまったく異なった点です。人類が経験した最大級のパンデミックに、今からおよそ百年前に流行したスペイン風邪がありますが、このスペイン風邪でさえこれほどまでに亜型が出たという話は聞いたことがありません。また、オリジナルなSARSの大流行時であっても、感染拡大したのはほぼ1種類のウイルスでした。つまり、今回のように次から次へとウイルスの変異が起きる状況は、人類史上初めてのことではないかと思います。私たち自身、それぞれ別のタイプのウイルスというつもりで対処する必要に迫られたのです。

感染拡大初期の頃は、何も分からないままに徒手空拳でやっているようなものでした。治療薬もなく対処方法も確立されておらず、どれほど重症化するかも分からないままに、各医療機関は手探りで対応せざるを得ない状況でした。

人類史上初ともいえるウイルスの驚異的な変異

その後、少しずつ取るべき対応方法が見えてきた頃にデルタ株が出始めました。デルタ株は感染しやすいうえに非常に重症化しやすく、医療現場はデルタ株への対応に追われました。2022年にはオミクロン株が出ましたが、オミクロン株も最初の頃の「BA・

1」「BA・2」から「BA・4」「BA・5」などに変化し、さらには「BQ・1」や「XBB・1」などと次々と変異していきました。これらの変異ごとに、患者の病態なども異なっていた印象です。

最初の頃は、多くの人が感染するものの対処法が分からずに、見る間に重症化してしまうことがありました。初期の頃は本当に手探りの対応で、患者の状態を観察しながら脱水症状が強ければ点滴をしたり、熱が高ければ解熱剤を使ったりなど、とにかく普通に考えられることで対処するしか手立てがなかったというのが実情だと思います。

また、初期の新型コロナウイルス感染症では、血栓ができることも特徴の一つでした。私の病院で治療を受けたなかにも、血栓のため足を切断しなければならなくなった患者がいました。こうしたことを防ぐために、Dダイマーと呼ばれる血液の凝固に関する物質の測定を全員に対して行い、必要な人には抗凝固剤を投与していたのも初期の頃の特徴です。

デルタ株に関しては、とにかく重症化しやすいことが特徴でした。65歳以上の高齢者や糖尿病、高血圧などの基礎疾患をもつ人、肥満、喫煙者などハイリスク要因をもつ人たちが、次々に重症化していったのです。オミクロン株になるとハイリスク要因はあまり関係がなく、あまり重症化はしない傾向がありました。その一方で感染力が極めて高く、高齢者が軒並み感染しました。そのため要介護状態にある高齢者などに、多くの犠牲者が出ることになったのです。

このように一口に新型コロナウイルス感染症といっても、相当異なる様相を呈していました。そのため私たちもその都度、異なるウイルスを相手にしているつもりで、適用すべき基準や適切な治療法を検討しながら対応してきたというのが実際のところです。

人的資源と物的資源が乏しい埼玉県

私の病院は埼玉県の北東部に位置する加須市にあります。加須市は都心からおおむね50㎞の距離にあり、群馬県、栃木県、茨城県に隣接しています。医療法によって定められた病床整備のための単位である医療圏では、利根保健医療圏に属しています。埼玉県は全国的に見ても医師数や病院数が少なく、医療資源が乏しい地域です。そうした人的資源や物的資源が乏しい地域で、25の診療科と304床をもつ急性期病院として地域医療を支えています。

この病院はずっと加須市にあったわけではなく、２０２２年6月1日に現在の場所へ移り、心機一転、名称も新たにしてスタートすることになったのです。２０２２年6月といえば、パンデミックが発生して2年と半年が経過した頃です。こう考えると私たちの病院は、コロナ禍で新病院への移転を行った、珍しい経験をした病院といえます。

コロナ禍での病院移転となったものの、結果的に新しい病院でコロナ患者の対応に当たることができたのはいろいろな面で幸運なこともありました。例えば、そもそも利根保健医療圏には人口が約64万人いるにもかかわらず、救命救急センターがありませんでした。そのため救命救急センターを作るために、以前から救急科専門医を積極的に集めている最中だったのです。

救急科専門医を増やしている最中に今回のパンデミックが発生したので、その面では診療に当たりやすい環境をつくることができました。軽症、中等症の患者はさまざまな診療科の医師が担当し、重症の患者は救急科専門医が担当するということで役割分担ができたからです。

第二種感染症指定医療機関としての体制整備

また、私の病院は第二種感染症指定医療機関の指定を受けていて、一般の病院では受け入れることが難しい感染症患者を受け入れるための体制を平時から整えることが求められています。感染症指定医療機関とは、感染症治療の核となる病院のことです。具体的には新感染症や一類感染症、二類感染症の患者の医療を担当する医療機関のことで、一定の基準を満たした感染症指定病床をもつ医療機関を厚生労働省や都道府県知事が指定します。

感染症指定医療機関には、特定感染症指定医療機関、第一種感染症指定医療機関、第二種感染症指定医療機関、結核指定医療機関の４つの種類があります。特定感染症指定医療機関は、新感染症の所見がある患者、一類感染症、二類感染症、新型インフルエンザなどの感染症患者を入院させる病院で、全国に４カ所しかありません（厚生労働省「感染症指定医療機関の指定状況〈令和４年４月１日現在〉」）。

第一種感染症指定医療機関は一類感染症と二類感染症、新型インフルエンザなどの感染症患者を入院させる病院で、こちらは全国に56カ所、都道府県に１カ所ずつくらい指定病

感染症指定医療機関と感染症類型の関係

特定感染症指定医療機関	第一種感染症指定医療機関	第二種感染症指定医療機関	結核指定医療機関
新感染症			
一類感染症	一類感染症		
二類感染症	二類感染症	二類感染症	結核の通院患者

出典：厚生労働省「感染症指定医療機関について」

院があるようなイメージです。私の病院が指定を受ける第二種感染症指定医療機関は、二類感染症と新型インフルエンザなどの感染症患者を入院させる医療機関で、全国に345カ所あります。

私の病院がある埼玉県内には、13カ所の第二種感染症指定医療機関があります。医療法では医療圏という病床整備のための単位がありますが、第二種感染症指定医療機関は二次保健医療圏に1カ所くらいの割合で指定されています。

4床の陰圧室確保と「感染対策向上加算1」

感染症指定医療機関としていつでも患者を受け入れられるように、病院には陰圧の病室が4床に加えて、外来には専用の感染症診察室も備えています。陰圧室とは、室内の気圧を室外よりも低くしてある病室のことです。室内の気圧を低くすることで、ウイルスなどに汚染された恐れのある空気を外へ逃がさないようにして感染拡大を防ぐ仕組みです。また、感染症専用の診察室も陰圧機能を備えていて、出入り口は一般の患者とは完全に別で、動線を分けた作りになっています。感染が疑われる患者は専用の出入り口を利用してもらうほか、病院内に入ってから感染の疑いに気づいた場合には、院内からも入れるような出入り口を設けてどちらからも診察室に行けるように設計してあります。

移転前の栗橋病院時代は、救急外来のスペースが空いたところを感染症診察室として活用していました。当初はただ診察室があるだけだったものが、県から補助金が出ることになったので陰圧機能を追加でつけて、加須病院に移転する際にはそうした機能をそのまま新病院へもってきました。

コロナ以前で感染症専用の診察室が使用されていたケースとしては、主に結核やはしか、麻疹、風疹疑いの患者などが受診したときです。コロナ禍前ではせいぜい、月に1回使用するかどうかということで、あまり頻繁に使う設備ではありませんでした。しかし、パンデミックではこうした設備が大いに役立ちました。救急外来でコロナ疑いの患者が来た場合に感染症専用診察室で診察したり、あるいは家族が待機する場所として使ったりするなど、有事の際にはなくてはならない設備だと改めて感じました。

第二種感染症指定医療機関であることに加えて、私の病院では感染対策向上加算1という加算を取得しています。感染症対策向上加算1を取得している医療機関は、加算2や3を取得している地域の医療機関へのカンファレンスの提供や、感染症の発生状況や抗菌薬使用の報告を受けて対策を助言する役割があり、感染症における地域連携をより密にする機会となっています。感染対策向上加算とは、診療報酬のなかの個別点数の一つです。パンデミックを経験して、改めて感染症対策の重要性や非常時に備えた医療提供体制の重要性が見直されました。そのため、従来の「感染防止対策加算」を「感染対策向上加算」と名称を新たにし、要件も見直されました。私の病院では第二種感染症指定医療機関の指定や感染対策向上加算1の算定などをはじめとして、地域の感染対策を充実させることに日頃から努めています。

感染対策室の組織図

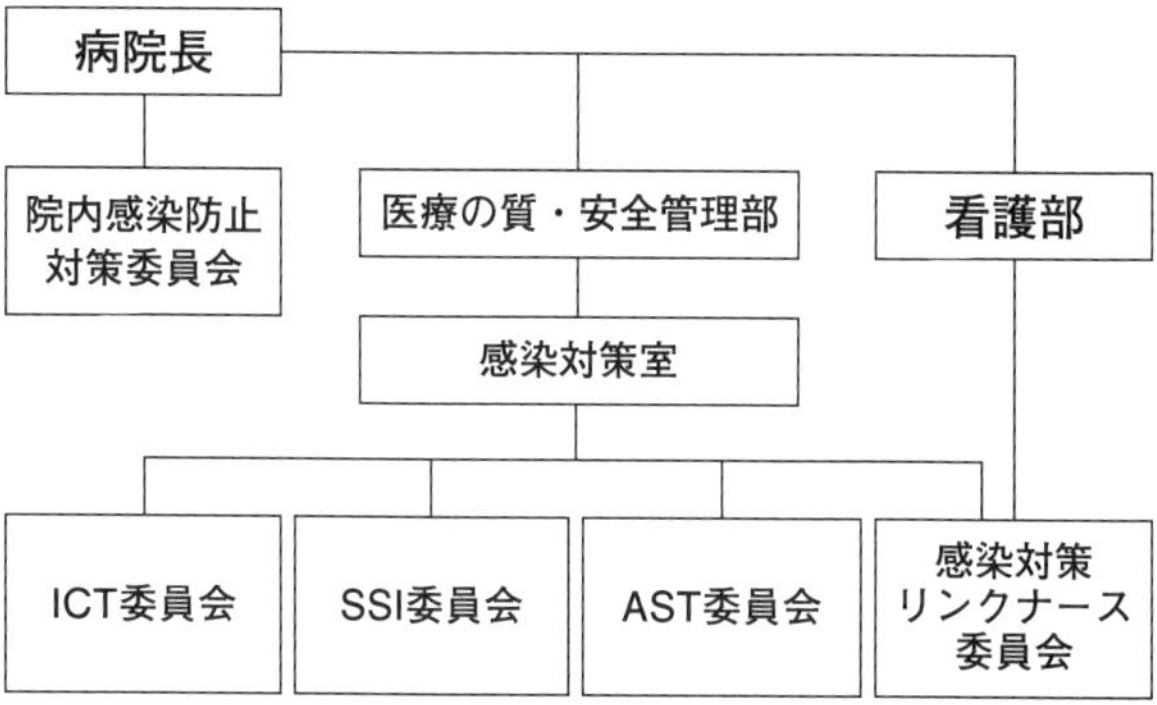

出典：著者作成

感染対策室の常設

私の病院には感染対策室が設置され、専従の看護師を配置して日々、感染対策に当たっています。感染対策室の組織図としては、病院長をトップに「医療の質・安全管理部」があり、その下部組織として「感染対策室」が設置されています。その下にさらに「ICT（Infection Control Team：感染対策チーム）委員会」「SSI（Surgical Site Infection：手術部位感染予防）委員会」「AST（Antimicrobial Stewardship Team：抗菌薬適正使用支援チーム）委員会」「感染対策リンクナース委員会」があります。活動は適宜、看護部とも密接に連携を取っていて、感染対策リンクナース委員会は看護部の下部組織でもあります。

感染防止対策加算ではもともと感染制御チームの設置が求められていて、一定の経験年数を有する専任の医師や看護師、薬剤師、臨床検査技師をメンバーとすることが必要とされています。また、医師または看護師のうち1人は専従であることも求められています。専従とは、ほかの業務とは兼務ができず、その業務だけに従事することが求められる人のことです。これに対して専任は、ある程度はほかの業務と兼任することができます。専任のほうが基準はゆるく、専従のほうがより厳しい基準で業務内容が縛られるととらえることもできます。

私の病院では感染管理認定看護師が1人、感染対策室の専従になっています。パンデミックの状況下では、この認定看護師や感染対策室のメンバーが大いに奮闘し、院内の感染を抑えるとともに適切な患者の治療や療養に力を発揮しました。

感染管理認定看護師とは、感染対策における高度な専門知識や実践力をもつと認定された看護師のことです。看護師としての実務経験がある人を対象に、日本看護協会が定める教育課程を修了し、筆記試験に合格することで認定資格を得ることができます。日本看護協会は救急看護やがん化学療法看護など21の領域で認定看護師を育成していますが、複数ある認定のなかで感染管理が最も人数が多く、全国で約3000人の認定看護師が活躍しています（2022年12月現在　日本看護協会「専門看護師・認定看護師・認定看護管理者」2023年）。

専従の感染管理認定看護師を配置

感染対策室には専従の感染管理認定看護師1人が配属されています。また、感染管理認定看護師だけではなく、私の病院には多くの認定看護師が活躍しています。例えばがん化学療法看護やがん性疼痛看護、集中ケア、摂食・嚥下障害看護、皮膚・排泄ケア、慢性呼吸器疾患看護、手術看護、認知症看護などの各分野で看護のスペシャリストが活動しています。

また、看護師だけではなく薬剤師も、薬剤師の領域における感染症のスペシャリストである感染制御認定薬剤師と抗菌化学療法認定薬剤師の資格をもっています。また、臨床検査科においても、各種の認定資格を有する検査技師が配属されています。感染症領域では認定臨床微生物検査技師が1人いるほか、その他の領域でも日本消化器内視鏡学会の消化器内視鏡技師や日本超音波医学会超音波検査士の消化器領域、循環器領域など、多くの領域で認定資格を取得しています。

私は常々、医師やメディカルスタッフの教育が非常に重要だと感じていて、職員が学んだりさまざまな資格を取得したりすることを応援したいと考えています。なぜなら職員一人ひとりのスキルや知識を向上させることこそが、医療の質を上げて患者に選ばれる病院になると考えているからです。実際に今回のパンデミックでは感染管理認定看護師や感染制御認定薬剤師、そして臨床検査技師が院内の感染対策の要となって力を発揮しました。

職員が認定を取得して各領域のスペシャリストになるには、一定の期間その職員を研修に出さなければなりません。これは現場にマンパワーのゆとりがなければ難しいことです。職員の学びやスキルアップを支援して医療の質を上げるためにも、やはり病院にはゆとりが必要なのです。

非常時に力を発揮する教育への投資

実際にパンデミックでは、感染対策室専従の感染管理認定看護師が大いに求心力を発揮して、感染制御に取り組みました。彼は私の病院で長く感染管理に関わっていて、日頃から医師や薬剤師、臨床検査技師など多職種と連携を取りながら病院の感染対策に取り組んできた人物です。

彼は病院に勤めながら大学の修士課程に進学し、多くの論文も執筆しています。非常に興味深いのは、一度彼の家族が陽性になったときのエピソードです。彼は濃厚接触者として病院に来ることはできませんから、自宅にいる時間を利用して家をすべてゾーニングしたそうです。

陽性になった家族の部屋、自分の部屋などそれぞれをゾーニングし、それだけではなく家族間のコミュニケーション方法やトイレ、風呂場など共用場所の使用ルール、食事の順番や洗濯物の回収の順番まで、具体的にルールを決めたのです。家庭用に決めたというそのルールは、さすがは感染管理認定看護師がつくったものと言わざるを得ないすばらしいものでした。私はそれを見てすぐに雑誌へ投稿することを勧め、投稿先の雑誌からはすぐに掲載させてほしいとの連絡がありました。やはり日頃から病院全体として職員の教育を後押ししていると、このように職員一人ひとりの知識とスキルが向上して有事の際に非常に役立つことが示されたエピソードの一つだと自負しています。

患者受け入れに当たっては、2020年2月1日から私を委員長とする対策本部を立ち上げました。特に最初の頃は、頻繁に対策会議を開きました。対策本部で活動をする際にも、感染対策室のメンバーや感染管理認定看護師は、24時間電話相談を受け付けるなど非常に活躍してくれました。

感染管理認定看護師による電話相談は、パンデミック発生以前から積極的に実施していました。普段から感染対策で分からないことがあると、職員はすぐに感染対策室に電話をします。すると、可能な限り感染管理認定看護師が現場へ行って、そこでディスカッションして改善策を探るという活動を行っていたのです。また、抗菌薬の使用状況を確認するラウンドなどでもその都度、医師や感染管理認定看護師、感染制御認定薬剤師などがディスカッションすることを繰り返していました。コロナ禍では、こうした日々の取り組みが花開き実を結びました。

平時に整備しておくべきパンデミック対策マニュアル

こうしたバックグラウンドがあったため、実際にダイヤモンド・プリンセス号の患者を受け入れるときにもそれぞれのスタッフは冷静に準備ができていたと感じています。2019年12月末にコロナ発生の第一報を聞いた時点で、遅かれ早かれ日本にも感染の波が来るだろうと予測しました。中国と日本は人の行き来も多いですし、日本に感染が広がるのも時間の問題だろうと思ったのです。

また、マニュアルもあらかじめ用意していました。当初は感染経路をはじめとして、コロナウイルスの実態がまったく分からなかったのですが、厚生労働省のホームページや各種のガイドラインを見て、感染対策のレベルとしてはMERSと同レベルの対策が妥当だということは予測できました。そのためあらかじめ作成していたMERSのマニュアルを中心に必要な箇所をピックアップする形で、事前にある程度は用意することができたのです。

マニュアル整備と並行して、年明けから外来、入院それぞれに関するシミュレーションなども実施していました。外来であればマニュアルに沿って物品や受け入れルートなどを整備したり、あるいは入院ならば部屋の使い方、汚染区域とそうではない区域を分けるゾーニングの方法を検討したりなど、事前にできる限りの準備を行いました。そのため、いざ受け入れが決まったときはそれに沿って冷静に対応することができたのです。こうした事前準備は、クルーズ船患者の受け入れやその後の感染拡大時の対応に非常に役立ちました。

参考にすべき日本環境感染学会の対応ガイド

新型コロナウイルス感染症への対応や感染管理については、国立感染症研究所や日本環境感染学会、国立国際医療研究センターなどがガイドラインや手引きを公表しています。例えば日本環境感染学会による「医療機関における新型コロナウイルス感染症への対応ガイド（第5版）」では、外来患者と入院患者それぞれへの感染対策の基本的な考え方や個人防護具の選択、院内における医療従事者の感染リスクと予防、院内クラスターの予防と対応、ワクチン接種、個人防護具が不足している状況下での感染管理などについて幅広く対応方法がまとめられています。

新型コロナウイルス感染症の主な感染経路は、①飛沫感染、②エアロゾル感染、③接触感染であると考えられています。飛沫感染とは、感染者の咳やくしゃみなどの飛沫に含まれるウイルスが口や鼻、目などの粘膜に直接付着することで感染するものです。

これに対してエアロゾル感染は、空中を浮遊するエアロゾルと呼ばれる微細な粒子が引き起こす感染のことです。ウイルスを含むエアロゾルを吸い込んだり、ウイルスを含んだエアロゾルが付着した手で目や口に触れたりすることで、ウイルスが粘膜に付着して増殖して感染します。接触感染とは、ウイルスを含む飛沫に直接触ったり、ウイルスが付着したものの表面を触った手で目や口などの粘膜に触れたりすることで起こるものです。「医療機関における新型コロナウイルス感染症への対応ガイド（第5版）」では、それぞれの感染経路別に基本対策がまとめられています。

対応ガイドによれば、飛沫感染に対してはマスクを着用したり手指を消毒したりするなど、従来行われてきた飛沫感染予防策が有効です。新型コロナウイルスに対して特別な配慮が必要になる点としては、直接飛沫を浴びる可能性がある場面では、目の防護をしっかり行うこととされています。

エアロゾル感染に対しては、空気中を浮遊するウイルスを排除するために部屋の換気が重要になります。また、接触感染に対しては、基本となる手指衛生が最も重要です。

ＷＨＯが推奨する5つのタイミングを意識した手指衛生

新型コロナウイルスの感染者は無症状な場合も多いので、誰もが気づかずに感染している可能性があります。そのため、対応ガイドでは誰もが感染している可能性があるという前提に立ったうえで、標準予防策を徹底することが極めて重要であるとしています。

標準予防策のなかでも重要になるのが、手指を清潔に保つ手指衛生です。手指衛生は新型コロナウイルスに限らず、抗菌薬が効かない細菌である薬剤耐性菌や接触によって感染する病原体の感染を防ぐためにも重要な感染対策です。そのため対応ガイドでも、すべての医療従事者がＷＨＯの推奨する５つのタイミングを意識して、確実に手指衛生をすることが重要であると指摘しています。

５つのタイミングとは次のとおりです。

①患者に触れる前：手指を介して伝播する病原体を消毒するため
②清潔・無菌操作の前：患者の体内に病原体が侵入することを防ぐため
③体液曝露のあと：患者のもつ病原体から自分自身と医療環境を守るため
④患者に触れたあと：患者のもつ病原体から自分自身と医療環境を守るため
⑤患者周辺の物品に触れたあと：患者のもつ病原体から自分自身と医療環境を守るため

外来患者にはホームページや掲示物で受診方法を周知

対応ガイドでは、外来患者と入院患者のそれぞれに向けた対応もまとめられています。

外来患者については、すべての医療機関に新型コロナウイルス感染症患者が受診する可能性があるため、コロナ感染が疑われる症状がある患者に対して、受付の場所や事前連絡の必要性・方法などの情報を病院のホームページや入り口付近に掲示するよう求めています。

なお、新型コロナウイルス感染症が疑われる症状とは、咽頭痛、発熱、咳、全身倦怠感、関節・筋肉痛、頭痛、鼻汁・鼻閉（鼻づまり）、下痢、嘔気・嘔吐、呼吸困難、味覚・

嗅覚障害、目の痛みや結膜の充血などです。

そのうえで、すべての外来患者に対して病院入り口や受付などで、新型コロナウイルス感染症を疑う症状の有無について、体温測定や問診票を用いるなどして確認することが望ましいとされています。また、感染を疑う症状の有無にかかわらず、ユニバーサル・マスキングとして年齢や症状が許す限り患者にも不織布やサージカルマスクの着用を求めます。さらに、感染を疑う症状がある患者は、ほかの患者とは一定の距離を保つことが可能な専用の待機場所に案内して、できるだけ早く診察を行うことが求められます。

入院患者に対しては過去7日以内に症状が出ていないかをチェック

入院患者への対応では、一般の入院患者と新型コロナウイルス感染症が疑われる入院患者とで対応が異なります。一般の入院患者に対しては、入院する際に来院時および過去7日以内にコロナ感染が疑われる症状が、本人および同居者に出ていないかを確認する必要があります。また、入院後も症状の出現について注意深く観察することが重要です。

これに対して新型コロナウイルスの感染が疑われる患者の場合では、原則として個室管理が勧められます。もしも同時に多数の感染疑い患者が出た場合は、入院患者を「感染者」「濃厚接触者」「それ以外」などに分けるコホーティングを考慮しなければならなくなります。しかし、感染疑い例のなかには新型コロナウイルスの感染者と非感染者が混在していて、患者の間で感染拡大が起きる可能性があるので、安易なコホーティングの実施は勧められないと対応ガイドでは指摘しています。

急性期病院におけるゾーニングの基本的な考え方

このほかゾーニングの考え方では、例えば国立国際医療研究センターと国際感染症センターによる「急性期病院における新型コロナウイルス感染症アウトブレイクでのゾーニングの考え方」が参考になります。この考え方では、急性期病院でコロナウイルス感染症のアウトブレイク（感染者の集団発生）が発生した際に、一般病棟で行うゾーニングの考え方がまとめられています。

ここでまとめられているゾーニングの考え方は、次のとおりです。

・汚染区域と清潔区域を明確に区別する。
・汚染区域は可能な範囲で狭く設定する。広く設定すると環境表面や機材類がより広く汚染され、医療従事者の曝露機会が増えるとともに後の清掃消毒の負担が大きくなる。
・ナースステーションは原則として清潔区域とする。汚染区域にすると医療従事者が常に感染リスクの高い状態におかれ、ストレスや疲労を強めることとなる。
・医療従事者は汚染区域に入る際に必要な個人防護具を着用し、汚染区域から出る際に個人防護具を脱衣する。個人防護具の着用と脱衣は別の場所で行う。
・個人防護具の着用場所と脱衣場所は明確に指定する。着用場所には必要十分な個人防護具、脱衣場所には感染性廃棄物容器を準備する。手指消毒を確実に行えるよう、いずれにも手指消毒剤を用意する。
・清潔区域では、汚染の起こりやすい部位を中心に頻回に清掃消毒を行うなど、意識して清潔な状態を保つ。
・いずれの区域においても十分な換気を行う。空気が清潔区域から汚染区域の方向に流れるよう工夫する。

また、アウトブレイク発生時のゾーニングの特徴は、次のようなものになります。

・感染者が発生してからゾーニングを設定するため、全体像が見えない状況で判断せざるを得ないことがある。

・すでに広く汚染されていることがあり、設定時に清掃消毒を行って清潔区域を確保する必要がある。

・多数の感染者が一つの病棟で発生した場合、感染対策に不利な構造であってもその病棟を感染者用病棟とせざるを得ないことがある。ゾーニングをあらかじめ計画する場合と異なり、事前に予測していなかった問題への対応が必要となる。

LAMP法による検査実施のメリット

私の病院でパンデミックに対応できたポイントの一つに、臨床検査科の活躍や検査体制の充実なども挙げられます。検査科には28人の常勤職員と8人のパート職員がいて（2023年3月現在）、生理検査、検体検査、病理・一般検査、細菌検査の4部門で検査を行っています。特徴的なこととして、臨床検査科全員で病棟に行って患者の採血をしていることがあります。臨床検査技師が病棟に行って採血をする病院はあまり多くなく、全国的にも3割程度にとどまっています。しかし私の病院では1990年から臨床検査科が対応しています。

感染者と非感染者を把握して、適切に隔離したりゾーニングしたりするためにも正しく迅速な検査が非常に重要です。私の病院では自前の検査室があるため、初期から積極的に検査を実施し、職員の安全確保や院内感染防止対策に努めてきました。

コロナ禍ではPCR検査が知られていますが、私の病院ではLAMP法という検査方法を取り入れています。PCR検査は3段階に温度を上げ下げして遺伝子を増幅する検査ですが、LAMP法はほぼ一定の温度で遺伝子が増幅できるという非常に優れた検査方法です。当初からLAMP法を使って検査を実施していましたが、この方法による検査はどこの病院でもできるものではありません。臨床検査技師が日頃から技術向上に励んでいたことが功を奏し、非常時にも質の高い検査を迅速にできたのだと感じています。

大学病院など規模の大きな病院には、多くの場合遺伝子検査室などがあってそこに専従の臨床検査技師が配属されています。私の病院では、遺伝子検査室に当たる施設が細菌検査室となっています。埼玉県内でも自前の細菌検査室をもっているところは多くはなく、ごく限られた施設のみになります。また、臨床検査技師のなかでも細菌検査を行うことができる人間はさらに限られます。

私の病院の臨床検査科には3人ほど遺伝子の検査について学んでいる臨床検査技師がいたので、彼らを中心にコロナの検査を実施していました。彼らは普段、結核などの検査を行っていますが、結核菌にしてもコロナウイルスにしても検査機器の操作はほぼ同じなので、早い段階から院内で検査が実施できるようになったのです。

初期の頃はこの3人を中心にLAMP法での検査を実施し、その後、検査ができる職員を12人にまで増やしました。しかし、次第に検査数が増えてきて24時間体制での対応が必要になりました。24時間対応となると、夜勤の職員も含めてほぼ臨床検査科全員で対応することが必要となります。そこで、より多くの臨床検査技師で対応するためにPCR検査装置「FilmArray（フィルムアレイ）」を新たに導入しました。この機械を使えばそれほど高度な技術がなくても検査が行えるため、この機械を導入したあとにトレーニングを実施し、臨床検査技師24人で24時間検査が行える体制を整えました。

院内の検査体制を整えれば、例えば病棟で一人陽性者が出たとき、患者と関わった可能性がある人たちを院内の検査室ですぐに検査することができます。私の病院では1回検査して、陰性であればその4日後に再度検査していましたが、こうしたことが院内でできる利点は大きいと感じています。

このような検査体制によって、誰が陽性で誰が陰性かを常にはっきり判別させることができるようになります。これがなければ陽性の人がグリーンゾーンに入ってしまい、そこからどんどん感染が拡大することにもつながりかねません。感染を制御するためには、とにかく陽性者を見逃さない検査体制が重要で、私たちはそうしたことにも力を入れてきました。

また、少しでも喉が痛かったり発熱したりしたらすぐに検査を行い、陽性になった職員をできるだけ早く発見することも徹底しました。これによって、感染したまま気づかずに仕事をしていたり、患者についていても感染に気づかず放っておかれたりということを防ぎました。職員たちも初期の頃からたびたび検査を受けていたので、検査を受けること自体のハードルも高くなく、積極的に検査を受ける姿勢がありました。

ピーク時には1日250件の検査をどうやって捌けばいいのか？

初期から検査を行い始めて、ピーク時には1日に約250件の検査を実施していました。職員が陽性になると、その病棟の職員と患者に検査を行う必要があるためどうしてもそのくらいの検査数になってしまいます。職員には、状況によっては検査で陰性が確認できるまで帰宅できないという人もいました。そのため臨床検査技師たちはとにかく職員がその日のうちに自宅へ帰れるようにと、必死になって検査をしてくれました。

時には夜中までかかっても、その日のうちに検査結果を出さなければならないこともありました。そうしたときは感染対策室のメンバーや私、看護部長など全員が残って検査結果を待ち、無事に陰性だったことを確認して皆で安堵する夜もあったものです。

平時であれば、臨床検査科でこのように大量の検査を緊急に実施するということはほとんどありません。普段ならば、例えば結核の検査であれば1日1、2件という検査数の日も多いのです。しかし、コロナ禍では検査結果が患者のその後の行動や生活に大きな影響を及ぼしてしまいます。そのため、臨床検査科が一丸となって、また感染対策室などとも連携しながら必死になって対応してくれました。

検査に関して最も苦労した点は、試薬の問題です。パンデミックの発生によってマスク不足をはじめとして世界的に医療材料が不足しましたが、検査に必要な試薬も流通が不安定になりました。試薬の製造は海外に依存している部分が大きいため、海外から入ってくるルートが断たれた結果、試薬の確保が非常に困難になったのです。

これについては私が自分で直接メーカーに掛け合って、なんとか必要な量を確保できるように奔走しました。いくら機械をそろえて職員をトレーニングしても、試薬がなければ検査ができないので、試薬の確保は非常に重要な課題でした。

コロナ禍ではメーカーから試薬の供給停止の連絡が来ることもあり、入手が困難を極めることもありました。しかし、私の病院はコロナ診療をしている病院ということで、優先的に問屋から回してもらうことができました。

あるいは検査に必要な綿棒や試薬がどうしても手に入らないときは、近隣の医療機関同士で融通し合ったり、問屋やメーカーを介して一時的に貸し借りしたりするなどしてしのいだこともありました。当時はどこの病院も試薬の入手に苦労していたのですが、なんとか助け合うことで切れ目なく検査を実施することができたのです。

病院長自ら直接保健所や患者に対応する意味

もう一つ私たちの病院の体制として特徴的なことは、病院長である私自身がほかの病院や保健所などの行政、あるいは場合によっては患者や家族と直接やり取りをしていたことです。コロナ禍で患者が病院に入院するには、保健所を通して県に情報が行き、県の調整本部から患者情報が来たうえで受け入れの可否が問われます。私の病院で感染が分かった患者は私の病院へ入院することが多いのですが、基本的にはすべて陽性者の情報は保健所を通して県に上げ、再び保健所を介して入院先を決めていくというのが全国的なルールだと思います。

この際の保健所からの連絡は、ほぼすべて私自身が受けて受け入れの可否を判断しました。あるいは外来や救急で来た患者のなかに陽性者がいた場合の判断や対応なども、土日夜間を含めて基本的に私が行いました。私がいないときは、感染症が専門の副院長が対応することもありましたが、判断が必要なケースはほとんど私が対応しました。例えばPCR検査では陽性だが、抗原検査では陰性になっているケースはどのように判断するかなどは、私が対応していたのです。

このように保健所からの連絡もすべて病院長自身が対応する体制は多くはないはずです。私がこのような体制を取った理由は、一つには私自身がウイルスの分野が専門であったということ、そしてもう一つはそのほうが職員は動きやすいと考えたからです。コロナ禍でギリギリの状態で診療を行っているときに、新たな患者を受け入れられるかどうかという判断が難しいケースがよくあります。そのようなときでも、病院長が決めてしまえば現場はなんとかそれに応えようとしてくれます。

現場の医師たちはそれぞれ病棟を担当したり、外来で多くの患者を担当したりしています。私は管理職ですから、現場の医師のように患者を担当しているわけではありません。もしも現場の医師に私が行っていたことを任せれば、通常業務がさらに阻害されることにもなり負担が増えてしまいます。ならば、最も動きやすい立場にあるともいえる私が行ったほうがいいのです。寸刻を争うなかで判断が遅れて、その分現場が混乱したり患者に迷惑がかかったりしてしまうよりも、私自身がその場で判断してしまったほうがうまくいくケースが多いからです。

患者を救うことと職員を守ることの葛藤

もちろん、すべての患者を受け入れることができたわけではありません。看護師をはじめとする現場職員の負担を考えると、どうしても断らざるを得ないケースもありました。コロナ禍では「患者を救いたい」のと同時に「職員も守りたい」という、非常に難しい判断を迫られるシーンが何度もありました。そのような判断をほかの人間に任せるのは負担が大き過ぎます。これはやはり、組織のトップが責任を負うべきだと私は考えています。

私の病院では直接、私が判断してさまざまな指示を出しましたが、本来であれば私のような役割を担える人材が普段から複数人いるのが望ましいのは当然です。しかし、これもなかなか難しい問題なのです。誰かがイレギュラーに私のような役割を果たすようになれば、どうしても病棟や外来、検査などのどこかに穴が開いて業務に支障が生じてしまうからです。

現在は呼吸器内科の医師が2人しかいないので、もしも1人に入院受け入れ可否の判断や保健所との連絡調整などの役割を任せるとすれば、残ったもう1人の呼吸器内科医に大きなしわ寄せがいってしまいます。仮に5人、6人と呼吸器内科医がいれば、1人はコロナ対応担当としてフットワークが軽い状況で仕事をすることができます。しかし、そのように潤沢に医師がいるわけではないなかで、現場の医師をコロナの担当とするのは非常に難しいと言わざるを得ないのです。これは医師だけではなく、看護師やほかのメディカルスタッフも同様といえます。

平時から考えておくべき病院人材

当然のことですが、パンデミックが発生したからといって急に人手を増やすことはできません。また、パンデミックが発生して感染症の患者が出たからといって、ほかの病気の患者が減るわけではないのです。災害時のように通常診療がほぼ止まった状態ならば、一時的には災害時医療に特化するようなこともあるかもしれません。しかし、パンデミックの場合は通常の診療をこなしつつ、感染時の非常対応も取らなければならないところに難しさがあります。このように考えると、やはり日頃から人材にはゆとりをもって、黒字経営となるような病院運営を目指さなければならないと痛感します。そうでなければパンデミックのような危機的状況には、とてもではありませんが対処できないからです。

人員配置などにゆとりをもたせることによって、多様性も生まれます。例えばある病院では、感染症に非常に力を入れていた医師が一人いたため、その医師が知識とスキルをフルに発揮することでパンデミックに対応できました。まさにさまざまな人材が病院内にいることによって、非常時に対応できた実例になります。

これは実に興味深いことです。感染症や寄生虫、あるいはウイルスなど特定の分野で非常に力を発揮できる人材はいるものです。普段はあまり目立つ分野ではないかもしれませんが、今回のような非常時にはそうした人材が一人いるかいないかで、病院全体の対応の難しさも大きく変わってくるといえるのです。その意味でも、いわゆるダイバーシティとして病院の中にも多様な人材がいることが有事への備えといえるのだと思います。

万が一、職員が感染し死亡した場合どうするのか？

私はあまり、あのときこうすればよかったなど後悔はしないタイプです。そのため、パンデミック発生当時などを振り返って、ああすればよかったなどと考えることも多くはありません。しかし、一つだけ当時にやっておけばよかったと考えていることがあります。それは、考えたくはありませんが万が一職員が感染し、犠牲になった場合にいったい誰が骨を拾うのかという問題です。

コロナ禍では中国で初期にコロナウイルスに関する警鐘を鳴らした医師が亡くなりましたし、日本でも開業医が犠牲になった例があると聞きます。感染症の最前線にいる以上、どれほど万全の対策を取っていたとしてもリスクをゼロにすることはできないのです。そうしたなかで、診療に従事するスタッフに万が一のことがあったときは、私一人が辞職したところでとてもではありませんが責任を取りきれるものではありません。

そうした際の補償のあり方については、もう少し事前に検討し、準備をしておけばよかったと今では反省しています。職員に万が一のことがあった場合の補償、あるいは小さな子どもが残された場合の補償など、残された家族を支えるような仕組みまで考えなければいけません。多くの職員が本当に退路を断つような思いで、必死になって現場を支えてくれました。彼らが少しでも不安を感じずに診療に当たるためには、万が一のことがあっても病院がしっかり支えるという補償のような仕組みも考える必要があるのです。

［第3章］

【外来診療対策】地域の患者と医療従事者の健康を守るために外来診療における受診患者の受け入れと対応

外来対応のスタートは専用の感染症診察室から

入院・外来それぞれの受け入れ方法については、年が明けてすぐの2020年1月6日から準備を始めました。その後、2月1日にダイヤモンド・プリンセス号の乗客に感染が発見され、同日付で私を委員長とする対策本部を設置しています。

外来の運用開始は入院よりも少し早く、1月31日のことでした。外来は帰国者・接触者外来としてスタートして、地域の流行状況や院内の検査体制を踏まえて、試行錯誤しながら運用方法を変更していきました。

外来運用開始当初の1月31日～3月10日は、感染症診察室で外来診療を行いました。一般の患者とは接しないように安全な動線を確保して、感染者あるいは感染疑いの患者などは直接感染症診察室に入り、検査・診察をしてそのまま安全なルートで帰れるように工夫しました。具体的には救急外来の駐車場から病院の外を通って感染症診察室まで来るルートを決め、患者一人ひとりを職員が誘導して検査や診察を行っていました。ここでは感染症診察室などのハードが整っていたため、受け入れに大きな苦労は感じませんでした。

しかし次第に患者数が増えてくると、感染症診察室では足りないようになっていきました。患者数が増えるにつれて、すべての患者を感染症診察室で受け入れていては時間がかかり過ぎて受け入れがスムーズにいかないようになってしまったのです。

そこで3月11日〜5月31日の間は、外来をドライブスルー方式に切り替えて運用することにしました。ドライブスルー方式の外来では、感染症診察室前にテントを設置して、基本的には患者の自動車内で検体採取と電話診療を行うようにルールを決めています。具体的には電話診療して必要であれば患者が車に乗った状態のまま検体を採取し、患者はそのまま車で帰宅します。その後、検体を保健所に提出してコロナの検査を行ってもらい、検査結果は後日連絡する方式としました。これによって患者の受け入れ可能数が増え、1日20人前後の患者を受け入れることができるようになりました。

トライアルアンドエラーで構築していく外来対応

ドライブスルー方式で外来診療を行ううちに、6月1日からはＬＡＭＰ法によって病院内で検査を実施できるようになりました。検体を保健所に送らずに院内でコロナの検査ができるようになったため、電話診療は行わずに受診した患者に検査を実施します。その後、患者には一度帰宅してもらい、結果が出たら電話で伝えます。検査結果が陽性であれば保健所を経由して受け入れ先などを探し、陰性であれば私の病院の一般外来を受診してもらう形で運用していました。

試行錯誤しながら外来を運用するうちに、次第に入院治療へウエイトをおかなければならない状況になってきました。それまでは陰圧室の4床で入院患者を受け入れていたものが、病床が足りなくなったため県の要請に応じて、7月の半ばにコロナ病床を21床に増床したからです。コロナ病床を増床したことに対応するため、7月20日からは外来を午前10時から正午の2時間に短縮しました。この対応は2021年3月13日まで続きました。特筆すべきことは、外来を午前中だけに短縮して行うようになってからも、患者数は減るどころかむしろ増えていったことです。外来では多いときなど、1日30~40人の患者に対応する必要があったのです。

その後プレハブ病棟が完成したため、3月15日からはプレハブ病棟の一角を使って外来診療ができるようになりました。プレハブ病棟でもドライブスルー方式を採用しています。プレハブ病棟ではそれまでのドライブスルー外来と比べても、ずっと効率の良い動線で診察を行うことができるようになりました。

病院内の「科」を超えた連携の重要性

保健所に検体を送らなくても、自分の病院でコロナの検査を実施できたのは発熱外来でも大いに役立ちました。これについては臨床検査科の努力の賜といっていいと思います。臨床検査科には外来からだけではなく救急外来などさまざまな部署から検査のオーダーが来ていたので、それらすべてに対応するのは本当に大変だったと感じています。しかも検査結果がその後の患者や職員の行動を左右するため、できるだけ早く検査をして正確な結果を返さなければなりません。それは非常に大きなプレッシャーになったのではないかとも思います。

臨床検査科がコロナの検査をするに当たっては、臨床検査技師だけで対応するのではなくチームでフォローする体制が何よりも大切でした。例えば遺伝子検査では、ほんのわずかな誤差で偽陽性といって本当は陽性ではないのに誤って検査結果が陽性と出てしまうことが起こり得ます。一般的に、体の中で一定数以上にウイルスが増えた状態を「感染している」とみなしますが、検査では検体の中にわずかでもウイルスが含まれていると陽性の結果になってしまうことなどがあるからです。

仮に検査が数件程度であれば、人手と時間をかけてできるだけ誤りがないように慎重に検査をすることもできますが、コロナ禍では1日に数十件～数百件など、平時であれば考えられないほど大量の検査を行わなければならないのです。それだけ大量の検査を実施するなかで、人間の手を介して行うためどうしてもどこかでミスが生じる可能性がゼロではありません。

そうした過酷な状況下で、臨床検査技師の感じるプレッシャーはどれほどだっただろうと今でも思います。実際に、検査を行っていた臨床検査技師は最初の頃「もしも陰性の人を陽性と誤って報告してしまったら、その人の人生を左右してしまうのではないかと恐怖を感じた」と打ち明けてくれました。検査をして陽性があまりに多いときなども、本当にこの検査結果は合っているのだろうかと不安を感じることもあったといいます。こうした恐怖や不安は、当然のことです。この頃の臨床検査技師たちは、それだけの重責を負って負担の大きな業務をこなしていたからです。

他職種とのコミュニケーションをどうやって活発にするか

非日常のなかでプレッシャーと闘いながら検査業務をしなければならないときも、普段から行っているチーム医療や他職種とのディスカッション、あるいは感染対策チームのメンバーによるフォローなどがとても役立ちました。検査結果を医師に伝えるときに少しでも不安を感じたら、臨床検査技師たちは常に感染管理認定看護師や感染制御認定薬剤師などに相談していました。それによって自信をもって検査結果をフィードバックできたのだと思います。

医師とメディカルスタッフ、あるいはメディカルスタッフ同士の垣根が低く、日頃から多職種でディスカッションする習慣が根付いていることも非常時に有利に働きました。例えば検査によっては、臨床検査技師の目から見てどう考えてもこの結果はおかしいと感じることもあるわけです。

そうした際には臨床検査技師から積極的に、医師や感染管理認定看護師などに対して

「陰性と結果が出ているが、本人にも特徴的な症状がある。臨床的にはどう思うか」などと考えを話し合える風土ができていることは大きかったと感じています。反対に、他職種から検査結果について臨床検査技師へ疑問を投げかけるようなこともありました。

このように異なる職種同士でさまざまな意見を交換できる環境は、正確な検査を実施して質の高い医療を提供するためになくてはならないものです。もしも私の病院で普段から職種間の連携が取れていなければ、そうした疑問を気軽に口にすることはできませんでした。これについては日頃からチーム医療を推進してきたことが非常時に功を奏した一例ということができます。

地域の開業医との連携――地域中核病院としての役割

感染症診療室での外来診療から始まり、ドライブスルー方式に切り替えての運用とさまざまに試行錯誤しながら外来診療を続けてきましたが、2022年の夏頃の第7波のあたりからは、コロナの外来はもともと私の病院を受診しているかかりつけ患者や職員、その家族などに限定するように方針を変えていきました。

その理由は、一つには地域にＰＣＲ検査センターが増えてきたことや近隣のクリニックで検査ができるところが増えてきたことがあります。地域の検査体制が徐々に整ってくると同時に、私の病院ではより入院患者へウエイトをおかなければならない状況にもなっていました。コロナ禍も３年目に突入し、入院でコロナ患者に対応しつつ外来にも同じくらいの力を割く状態が続くと、職員の疲弊を招いてしまう可能性がありました。

そのため、一般の人を対象としたコロナの外来は地域の医師会の発熱外来などに任せて、私の病院ではかかりつけ患者を主な対象とすることで役割分担を図ることにしたのです。

最初の頃は、患者が発熱で地域の開業医を受診しても、その患者は最終的には私の病院へ回されてくることが大半でした。しかしそのうち、医師会が当番制で発熱外来を担当したり、開業医が抗原検査をできるようになったりなど環境が整ってきたため、私の病院と地域の開業医とで役割分担をすることになったのです。

私の病院ならばすぐに検査ができますが、開業医の場合、検査会社に検体を送って検査を行うため、患者にとっては待ち時間やタイムラグが生じてしまいます。これについては患者に少し不便な思いをさせてしまったかもしれませんが、私たちが入院も外来も全力でやってしまうと職員が潰れてしまうかもしれず、ここは背に腹はかえられないと判断して途中からコロナの外来は縮小することとなりました。

なぜ院内クラスターが発生しなかったのか?

2020年2月から患者を受け入れ始めて以降、私たちの病院では大規模なクラスターは発生しませんでした。厚生労働省ではクラスターを「同一の場において、5人以上の感染者の接触歴等が明らかになっていること」と定義しています。私の病院でも5~6人程度の感染はあったので、クラスターの届け出は行いましたが、数十人単位の大規模なクラスターは一度も起こらなかったのです。そのため診療を止めることなく、コロナと一般診療の両方に当たることができました。

これについてはさまざまな要因が考えられますが、何よりも重要なことは日頃から院内の連携を密にしておいたこと、さらにはどのような状況下でも思考を止めず、常にどうすればよいのか考え続けた点にあります。

コロナ禍ではさまざまな理由から、患者の受け入れができない医療機関もあったと思います。しかし「コロナだから受け入れられない」と思考停止に陥ってしまったら、そこから先に進むことはできません。私の病院が試行錯誤しながらもコロナ患者を受け入れられたこと、一般診療と両立できたこと、あるいはホテル療養などのサポートもできたことは、ガイドラインや文献などから情報収集を続けながら、どうすればより多くの患者を救えるか、スタッフを守れるかを考え続けたことが大きいと分析しています。

コロナ禍では第何波かによって、まるで別の病気のように異なる対応を迫られることになりました。そうしたなかでも日々刻々と変わる情報を必死に集めて更新し、対応を続けていった職員一人ひとりの患者を思うプロフェッショナルとしての姿勢には私自身も頭が下がる思いです。

同時に、私たちは感染の芽を摘み取る努力も怠りませんでした。コロナは隙を見て、私たちの弱いところへ入り込んでくるウイルスです。例えばスタッフ一人に陽性が出たり、入院患者一人に陽性が出たりしたときなど、たった一人だからといって甘く見ていたらあっという間に感染が拡大してしまいます。そうならないためには感染の1例目で、どこからウイルスが入り込んだのか、どのくらい拡がっている可能性があるのか、リスクの大きさはどの程度かなど、徹底的に考え抜くことが必要なのです。このようにどれほど小さな感染の芽であっても、決して見過ごさずに早めに芽を摘み取る努力を怠らなかったことで、リスクを最小限に抑えることができたのだとも分析しています。

もう一つ重要な視点として、私たちが〝安全〟を最優先した点が挙げられます。これは感染管理認定看護師や感染制御認定薬剤師がよく言っていたことですが、安心を求め過ぎるあまり過剰な対策を取ることは、反対にリスクを招くことにもなりかねません。例えば不安だからといって手袋を二重にしたりマスクを二重につけたりすることには、安全性を高めるという根拠はありません。正しくつければ手袋もマスクも1枚で十分なのです。

コロナ禍では、不安感からこのように過剰なことをやってしまうケースが非常に多く見受けられました。しかし、例えば手袋であれば、つけるときは清潔なものをつけるためリスクはありませんが、脱ぐときはウイルスで汚染した手袋を外すためリスクがあります。2枚つけていると2回分リスクが増えるため、過剰に防御することでかえってリスクを増やしてしまうことにつながるのです。そのため、私たちは〝安心〟よりも〝安全〟を大切にした対策を徹底してきました。これについては過剰に防御しようとする職員がいれば、不要であることを説いてできるだけシンプルで安全な対策を取ってもらうように話すこともありました。

パンデミック時の外来診療との両立

コロナの感染が拡大しつつある初期から私が決めていたことは「絶対に外来診療も止めずに、コロナ診療と両立させる」ということでした。これは最初から決心していたことで、そのように全職員にも伝えていたつもりです。そのためコロナ診療へ対応しつつも、一般の外来や入院治療などはできるだけ通常どおり行うように心掛けてきました。

実際に、私たちができるだけ一般診療を縮小せずに両立してきたことはさまざまな数字にも表れています。現在の病院へ移転する前の病院での数字ですが、コロナ前の2019年度とコロナ禍の2020年度を比較することで私たちがどのように一般診療とコロナ診療を両立させていたかがうかがえると思います。

コロナによる受診控えやコロナ病棟への対応などもあり、外来患者数や新規の入院患者数、救急車搬入受入数など2019年に比べて2020年度は減少した数値もありま

2019年度と2020年度の比較

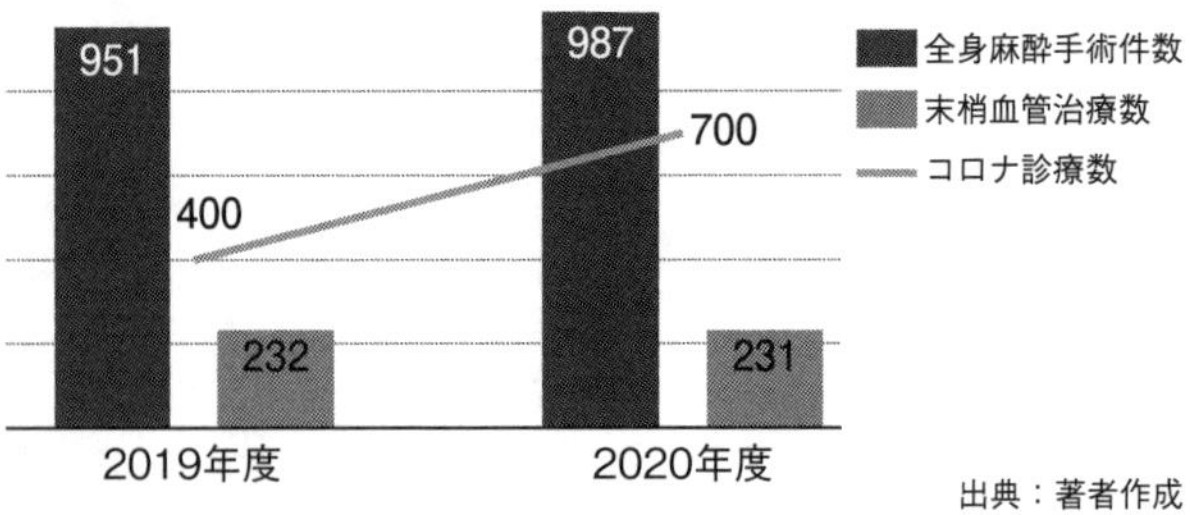

出典：著者作成

す。その一方で、例えば全身麻酔手術件数は2019年度の951件から2020年度には987件とむしろ増加していますし、バルーンや金属を手足などの血管に入れることで血流を改善させる末梢血管治療（Endovascular therapy：EVT）なども2019年度の232件に対して2020年度は231件とほぼ同数を実施し、可能な限り通常診療の手を止めないように努力しました。

移転前の栗橋病院は手術や入院が必要な患者を24時間体制で受け入れる二次救急の医療機関でしたが、移転後の加須病院はより重症患者を受け入れる三次救急の医療機関になっています。そのため年間の救急車搬入受入数も移転前の4000件前後から、約6500件まで大きく増えているのが現状です。

また、私たちの病院では院内のクラスターもほとんど起こりませんでした。一度、10人に満たない人数の感染があり、厚生労働省の定義では同一の場で5人以上の感染者の接触歴等が明らかになっている場合をクラスターとするため、届け出は行いましたが、それ以上の大規模なクラスターは発生していません。そのため院内クラスターの発生による診療の停止なども行う必要がありませんでした。

このようにコロナ禍でも私の病院では外来診療も手術も救急も、どれも止めずに対応を継続させてきました。これは職員一人ひとりが努力してくれた結果であり、皆が本当に頑張ってくれたと感謝しています。

もちろんコロナ診療と一般診療をどちらも１００%で両立させたわけではありません。現在のようにマンパワーがギリギリの状態で病院運営を行っている以上、残念ながらどちらもフルスペックで対応することは不可能です。

そのためコロナの状況に応じてコロナ病棟のベッド数をコントロールし、コロナの病床を増やせば一般病床を何床か閉鎖し、反対にコロナ病床が減ればその分一般病床を増やす形でやりくりしながら運用しました。このあたりはどちらか一方が増えればどちらか一方を減らさざるを得ず、難しい舵取りが迫られた部分でもあります。

コロナ禍でも救急外来を止めずに患者を受け入れていましたが、ここでも苦労がありました。救急外来には多くの患者が来ますが、例えば三次救急で重症患者が運ばれてきた場合、念のためといってPCR検査を実施すると陽性者が見つかることがよくありました。

その場合、たとえ陽性だったとはいえコロナが重症ということではないのですが、コロナの感染対策をしながら交通事故による外傷であったり薬物中毒であったりなどの重症患者の診療を行わなければならない点に難しさがありました。私の病院ではICUに陰圧室を2部屋作っていたので、そこでコロナ陽性でありかつ三次救急の重症患者を受け入れることがなんとかできましたが、この点についてはやはりそれなりの苦労がありました。

新型コロナウイルス感染症5類移行後の病院対応

2023年5月に新型コロナウイルス感染症が感染法上の5類に移行し、私たち医療機関と世の中との乖離も問題になってきていると感じています。世間では5類に移行したということで、行動もコロナ禍前に戻りつつありますが、病院ではなかなかそうもいかないからです。いくら5類になったからといって、病院内でコロナの陽性者が出れば診療に影響が出てしまいますし、ましてや入院患者の間で感染が拡大したら大変なことになってしまいます。

コロナでなくても、もともとインフルエンザの感染者が複数出ればゾーニングをしていましたし、肺炎などを起こした患者の手術は延期していました。コロナが5類になったからといって感染者にそのまま手術をするわけにもいきませんし、診療への影響がゼロになるわけではないのです。

その一方で、世間のコロナに対する緊張感はゆるんでいくことが考えられますから、これまでのように熱があったらきちんと申告したり受診を控えたりということを徹底するのが難しくなると予測されます。そのあたりの世間と私たちのような医療従事者とのギャップをどう埋めていくのかは、考えなければならない課題の一つです。

例えばインフルエンザなど従来ある感染症の場合、感染しても効果があると分かっている薬がある点がコロナとは大きく異なります。コロナに関してはまだまだ治療法が確立されていない面もあり、ワクチンの効果についても不透明な部分があります。そのようなコロナが5類に移行すると、医療現場はかえって大きな負担を強いられることになるのです。その意味では、しばらくの間、世間は5類、病院は2類のような状況が続くと見ています。病院としては患者の安全を守って診療現場の混乱を避けるためにも、当面の間は水際対策のようなものは必要になると思います。

［第4章］

【病棟対策】

患者の状態に応じた治療とケアを行うために入院治療・看護方針と病棟の感染症対策

4床の陰圧室でダイヤモンド・プリンセス号の乗客を受け入れ

クルーズ船の乗客を入院患者として受け入れた当初は、病院の東館3階と4階にそれぞれ2床ずつ、合計4床設置された陰圧室で患者を受け入れました。フロア全体をゾーニングして、2つの陰圧室内をレッドゾーン、陰圧室の出入り口の一部をイエローゾーン、それ以外のフロア全体をグリーンゾーンにしました。

さらに、エレベーターを1基コロナ患者の専用とし、陰圧室の手前の個室を前室としてスタッフの控え室兼器材庫としました。2月11日の患者受け入れから約5カ月間、7月15日まではこの4床の陰圧室で受け入れを実施しています。

2020年の7月16日からは、県の要請によってさらに増床し、21床をコロナ専用病床としました。50床の病床をすべて潰し、右半分をレッドゾーン、左半分をグリーンゾーンとゾーニングを実施したうえで、レッドゾーンとグリーンゾーンの中間地点にあるイエローゾーンは移動式パーテーションなどで区切る工夫をしています。このときは廊下全体がレッドゾーンになるため、職員は常時防護具を着用して対応する必要がありました。

2020/2/11 ～ 7/15 のゾーニング。4 床稼働。

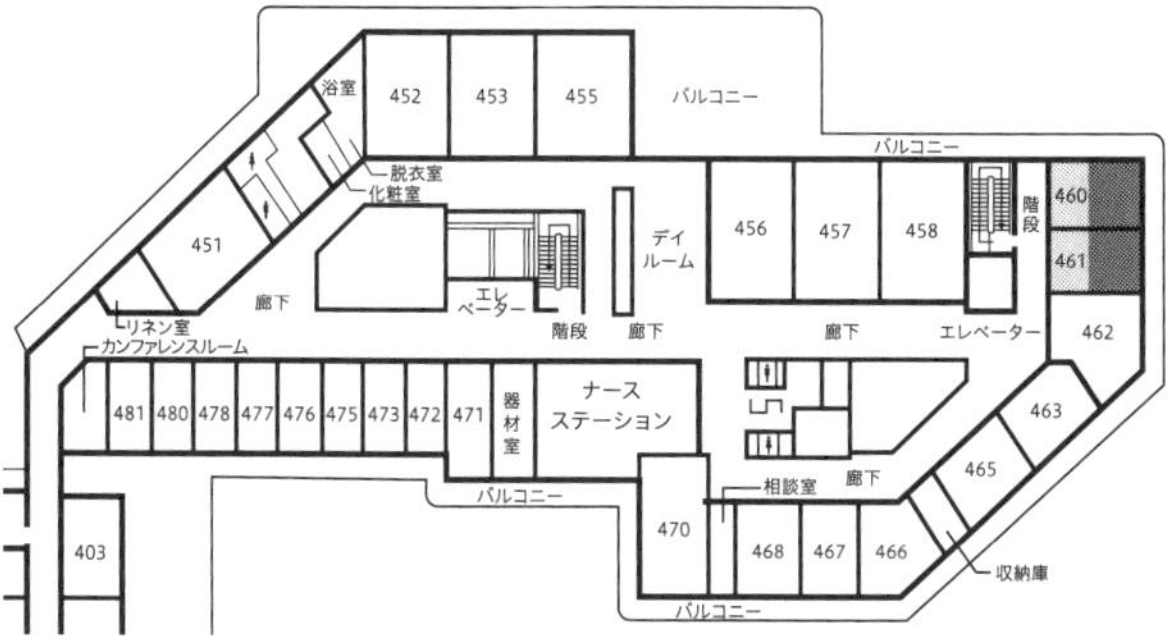

2020/7/16 ～ 2021/2/25 のゾーニング。21 床稼働。

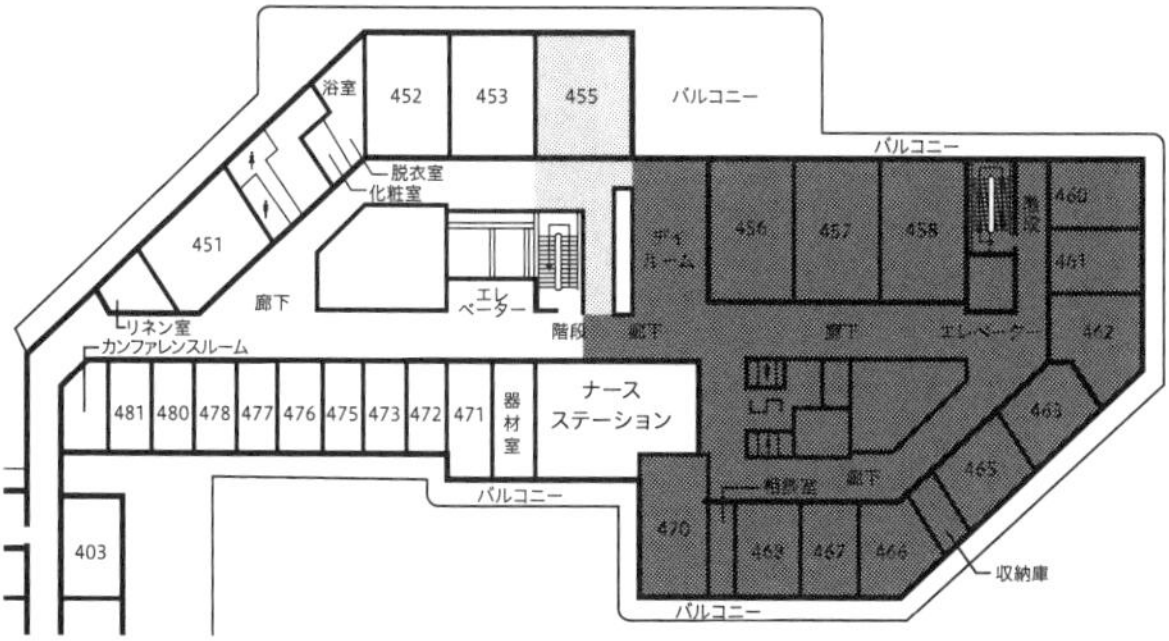

レッドゾーン　イエローゾーン　グリーンゾーン

出典：著者作成

2021/2/26 ～のゾーニング。70 床稼働。

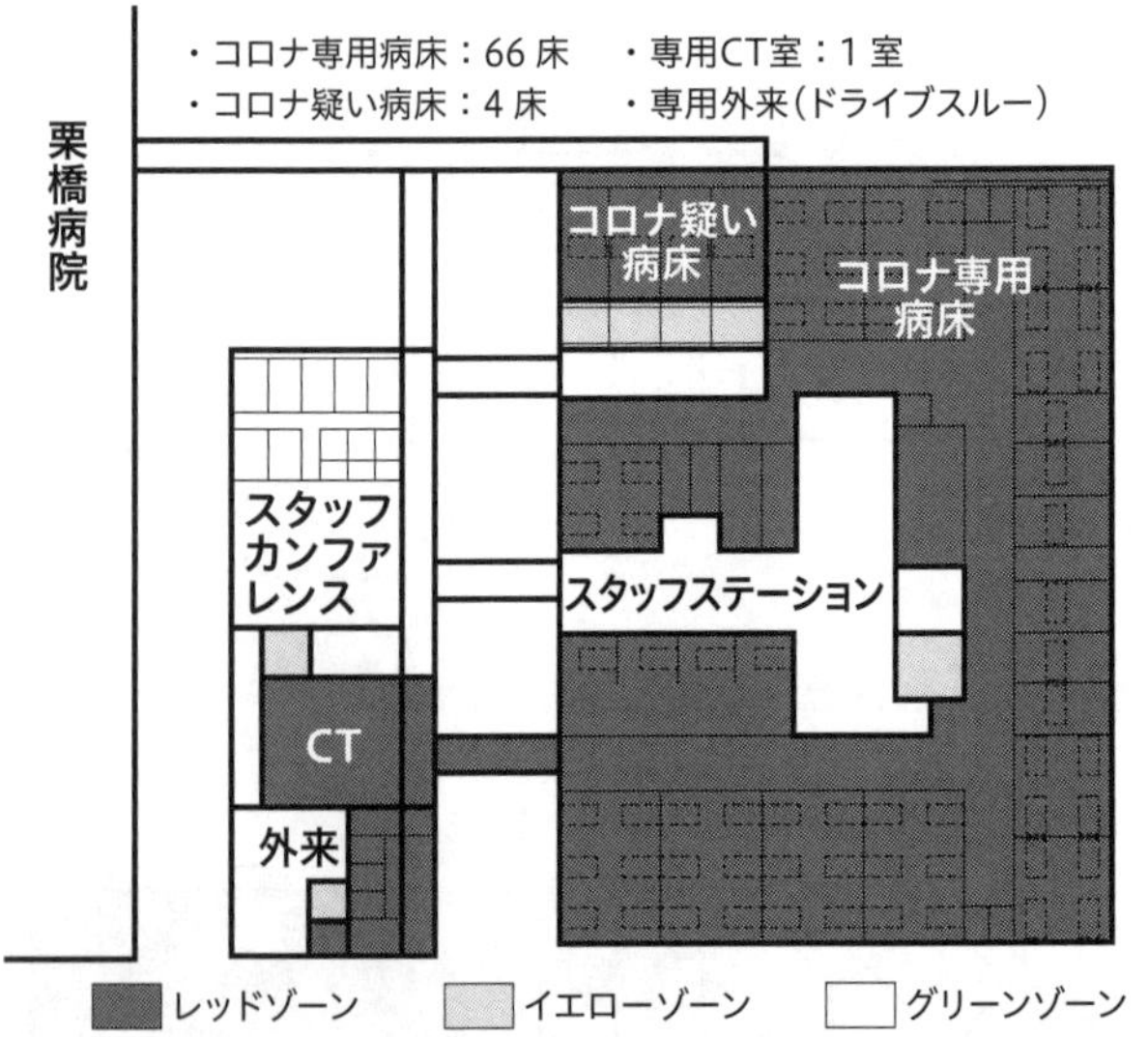

出典：著者作成

その後、２０２１年の２月26日からはコロナ患者専用のプレハブ病棟を建てて70床の病床を稼働しています。プレハブ病棟は新病院に移転する前の栗橋病院のときに設置し、新病院移転に際しては一度解体して新病院で設置し直しています。

栗橋病院のときのプレハブ病棟は、第2駐車場の3分の2を使ってコロナ専用病床66床、コロナ疑い患者用の病床4床、コロナ専用のＣＴ室が1室に加えて、ドライブスルー型の専用外来を設置しました。プレハブ病棟の構造は大きくコロナ病棟と外来・スタッフカンファレンスを行う場所の2つに分かれていて、コロナ病棟ではスタッフステーションを囲むように病床が並び、その一角にコロナ疑い病床を設置しています。

コロナ病棟と外来・スタッフカンファレンスの建物は3カ所の廊下で結ばれて、さらに栗橋病院とも1本の廊下で行き来できるようになっています。こうした作りによって、一つの建物内で外来と診察、検査が実施できるように整備しました。ゾーニングでは、コロナ専用病床と専用CT室、外来の一角をレッドゾーンとして、スタッフステーションとスタッフカンファレンス、外来の半分をグリーンゾーン、それぞれの中間地点はイエローゾーンと区分けしての運用としました。

仮設病棟を作るに当たっては、ガラス張りの壁を多く設置しました。これは、医師や看護師が患者を観察したり、職員同士でコミュニケーションを取ったりしやすいように配慮したためです。コロナ病棟では何かあってもすぐにレッドゾーンへ入ることができないため、ガラス張りの壁越しにメモを見せるなどでコミュニケーションを取ることもありました。

このほかにもパスボックスやインターフォンを設置したり、患者の状態によっては、監視モニターを設置して対応するなどの工夫も行っています。また、感染リスクは防護具を脱ぐ際が最も高いので、ほかの職員とペアを組んでダブルチェックで脱げるように配慮しました。2022年6月の新病院への移転後も、こうした設備を引き継ぎ、新たに本館の西側に77床のプレハブ病棟を設けました。

全診療科の医師がコロナを診療

私の病院でのコロナ治療の大きな特徴としては、感染症や呼吸器内科専門医だけではなく、全診療科の医師が総出で、それこそ病院全体でコロナ治療に対応したということです。

最初の頃はほかの病院と同様に、感染症や呼吸器内科の医師だけで対応していました。しかしそれでは負担が一部に偏ってしまうため、途中からすべての診療科で順番に担当するようにやり方を変えたのです。そのため、私の病院では泌尿器科の医師であっても小児科の医師であっても、コロナ患者の診察を行うことができます。ただ、他科の医師たちは重症患者を診ることができません。そこには途中から救急の専門医が来てくれたので、軽症から中等症患者は全診療科の医師が交代で担当し、重症患者は救急専門医が担当するという棲み分けがなされました。

救急専門医が来てくれたことはやはりとても頼もしく、非常に力になりました。それまでは気管内挿管するにしても、その都度麻酔科の医師を呼ぶなどして大変な作業でしたが、救急科の医師が重症者を担当してくれるようになってからはそうした苦労は少なくなりました。

全診療科の医師や看護師がコロナ診療に対応するというのは、おそらく全国的にも非常に珍しいやり方だと思います。診療科によっては普段の業務と重なる部分がある診療科もありますが、反対に普段の診療とはまったく異なる業務をすることになった診療科もあるはずです。

例えば私の病院では泌尿器科の医師もコロナ患者を診察できます。私は冗談交じりに「あなたは日本でいちばん、コロナ患者を診た泌尿器科医ですね」と言っているのですが、これは非常に珍しい例だと思っています。

しかし、こうしたやり方を採用するために、何か私が特別な努力をしたり、職員を説得したりということはありませんでした。副院長をはじめとして多くの職員が最終的に「皆でやろう」と言ってくれたのは、本当に有り難いことだと今でも感じています。

時期にもよりますが、コロナ病棟では週に2回ほどカンファレンスを実施して患者の治療方針についてディスカッションできる場をつくっていました。ここでは、例えば普段あまり呼吸器疾患を経験しないような診療科の医師が呼吸器内科の医師に治療方針を相談することもできます。あるいは多職種のチームで一人の患者の治療方針についてディスカッションすることもありました。こうした場があったので、全診療科の医師でコロナ診療に当たることができたのです。

厚生労働省の手引きを参考に重症度を分類

コロナを治療するに当たってどのような治療を実施するかについては、患者の状態が軽症か中等症か、重症かによって変わってきます。治療の方法については厚生労働省が「新型コロナウイルス感染症診療の手引き」をまとめていて、そこには重症度分類も示されています。

重症度分類は次のとおりです。

軽症：SpO_2（経皮的動脈血酸素飽和度）が96％以上で呼吸器症状なし、あるいは咳のみで呼吸困難なし。また、いずれの場合であっても肺炎所見を認めない。診療のポイントとしては、多くが自然軽快するが、急速に病状が進行することもある。高齢者では全身状態を評価して入院の適応を判断する。

中等症Ⅰ（呼吸不全なし）：SpO_2が93～96％未満で呼吸困難、肺炎所見あり。入院したうえで慎重な観察が望ましい。また、低酸素血症があっても呼吸困難を訴えないことがある。

中等症Ⅱ（呼吸不全あり）：SpO_2が93％以下で酸素投与が必要。診療に当たっては呼吸不全の原因を推定し、高度な医療を行える施設への転院を検討する。

重症：ICUに入室あるいは人工呼吸器が必要。人工呼吸器管理に基づく重症肺炎の2分類（L型、H型）が提唱される。L型は肺はやわらかく、換気量が増加するもの。H型は肺に水がたまる肺水腫であり、ECMOの導入を検討することが必要。L型からH型への移行は判定が困難である。

「新型コロナウイルス感染症診療の手引き」（第9版）

薬物療法からECMOまで、重症度別に求められる治療法

また、「新型コロナウイルス感染症診療の手引き」では、重症度別に基本となる治療方法もまとめられています。それによると、軽症患者に対しては、特別な医療を行わなくても経過観察で自然に回復していくことがよくあるとされています。一方で、診察時には軽症と判断されたとしても、発症してから2週目までに急速に病状が進行することもあります。症状の悪化は、低酸素血症の進行として表れることがあります。高齢者の場合は衰弱や口の中の細菌が肺に入って起こる誤嚥性肺炎、意識が混乱するせん妄などが起こって、入院が必要になることがあります。

薬物治療については、解熱鎮痛薬や鎮咳薬などの対症療法を必要に応じて行います。そのうえで、必要に応じて抗ウイルス薬や中和抗体薬などの使用を検討します。自力で飲食が可能であれば、必ずしも点滴は必要ありません。

中等症の患者は、原則として入院治療を行うことが必要です。薬物療法を行うと同時に、悪化した場合は早急に酸素療法などを行うことが大切です。また、入院治療を行う際には、隔離治療をされている患者の不安に対処することも求められます。

薬物治療としては、抗ウイルス薬の投与を考慮します。さらに血液検査や画像データから細菌感染の合併症が疑われる場合は、患者の痰を採取して培養する喀痰塗抹・培養検査を行ったうえで、抗菌薬の投与を開始します。

中等症の場合は、「中等症Ⅰ（呼吸不全なし）」、「中等症Ⅱ（呼吸不全あり）」でも治療方法が変わってきます。

「中等症Ⅰ（呼吸不全なし）」の場合は、発症5日以内で重症化リスクがある患者に対しては点滴で投与する抗ウイルス薬に加えて経口投与の抗ウイルス薬の投与も検討します。また、中和抗体薬については抗ウイルス薬が使用できない場合に検討します。ステロイド薬は投与すべきではないとされていますが、ほかの病気でステロイド薬を使用している場合は投与を中止する必要はありません。

「中等症Ⅱ（呼吸不全あり）」の場合は、呼吸不全がウイルス性肺炎による場合、ステロイド薬の投与が推奨されます。その際は点滴投与の抗ウイルス薬との併用が望ましいとされています。ただし、高用量ステロイド投与の有効性と安全性は明らかになっていません。また、血の塊が血管を塞いでしまう血栓塞栓症の合併に注意して、血栓症を診断する際に行われる検査であるDダイマー測定による評価を行い、必要に応じて血栓ができにくくなる抗凝固療法を検討することが求められます。

重症の患者に対しては、呼吸のための気道を確保する気管挿管をはじめとして、さまざまな治療法を検討する必要があります。コロナウイルスによる肺炎の大きな特徴として、動脈血の酸素が不足してしまう低酸素血症や肺水腫などが起こらないL型と、肺水腫や低酸素血症などが起こるH型の2分類がある点が挙げられます。L型からH型へ移行することもありますが、移行の判定が非常に難しいという特徴があります。いずれにしても個々の患者に応じた治療が必要であり、集中治療の専門知識と監視体制が不可欠です。

重症患者に行われる治療としては、急速に呼吸状態が悪化した場合に気管にチューブを挿入して気道を確保する気管挿管、肺炎などをきっかけとして重症の呼吸不全になる急性呼吸窮迫症候群（ARDS）から肺を守るための治療、体外式膜型人工肺（ECMO）、血液透析などをはじめとした血液浄化療法、血栓症対策などが必要になります。

全体の4分の3がコロナ病棟を経験した看護師のローテーション制

全診療科で対応したのは医師だけではありません。看護師も各病棟総出でコロナ病棟を担当してくれました。そのためさまざまな理由で担当できない看護師を除き、全体の４分の３程度はコロナ病棟を経験しています。

看護師については当初は３人、最終的には7人程度のコアメンバーを決め、そのメンバーを中心に全病棟から1カ月～３カ月程度のローテーションでコロナ病棟を担当しました。そのため最終的には、全看護師の４分の３程度はコロナ病棟を経験することになったのです。これもあまりほかの病院では例のない取り組みだと思います。

さまざまな病棟から来る看護師が、スムーズにコロナ病棟で業務を行えるように「業務編」や「技術編」などに分けて写真付きのコロナ専用病棟スタッフマニュアルをファイルでまとめました。

ファイルにまとめた内容は、例えば次のようなものです。

コロナ専用病棟スタッフマニュアルの記載内容例

メンバー業務
リーダー業務
発熱外来について
入退院について
入院患者に配布するパンフレット
入院ルート
検査について
(採血やレントゲン、CTなど)
売店の注文方法
書類について
レッドゾーンから印刷する手順
レッドゾーンからグリーンゾーンに物を出す手順
感染リネンの取り扱い
医療器材の洗浄や消毒
死亡退院について
患者の転院搬送
患者のホテル移動
職員のLAMP検査
抗体カクテル療法
薬剤管理について
重症度分類
退院基準
治療プロトコル

出典：著者作成

コロナ病棟における業務の流れ

このようにスタッフマニュアルでは治療方針や検査方法などの治療に関する内容から、書類の取り扱いやレッドゾーンにおける物品の取り扱い方法など幅広く網羅しました。

また、コロナ病棟で行う業務の流れについては、メンバー業務とリーダー業務それぞれについて、日勤と夜勤に分けて業務内容を理解しやすいように工夫しました。

例えば、コロナ病棟におけるメンバー業務の1日の流れを一部抜粋すると、次のようなものが多くなっています。

8時30分	夜勤リーダーから申し送り ・ナースステーション内の清掃、自分のボールペン、PHS、PC、タブレットなど複数の人が触りそうなものに特に注意して清掃。また、ナースカンファレンスでは、リーダー中心に重症患者や要注意患者、退院調整の進行状況など、必要に応じて情報提供を行う

9時	点液調剤 ・点滴に使う薬を調剤するミキシング業務は、グリーンゾーンのミキシング台で実施し、状況に応じてレッドゾーンへ入室する ・レッドゾーンに入る前に、イエローゾーンにある書類ケースの、該当曜日の用紙を取り出し、グリーンゾーンのテーブルに出しておく。この書類は感染リスクを避けるために、レッドゾーンで作成してから1週間触れずにおいたものであり、すでに感染リスクはないため、グリーンゾーンへ出した後に必要に応じてカルテに挟むか、不要であればシュレッダーにかける。なお、その日に書類ケースへ入れた書類と1週間前の書類が混在することは最も避けなければならないことであるため、1週間前の書類は朝一番で取り出すことを徹底する ・イエローゾーンから器材庫の鍵を持って行き、割り振られた番号のＰＨＳを持つ。グレーゾーンの物品確認をする
9時30分	検温・点滴実施・ラウンド・検査 ・咳が強い患者の場合は距離に注意し、咳が落ちついてから入室する ・聴診は実施しない ・体温計は患者個人に全員配布、血圧はナースステーション前の自動血圧計で患者自身が各自測定とする ・呼吸数を検温時に測定 ・酸素投与中の患者は必ず呼吸数とSpO_2（経皮的動脈血酸素飽和度）、酸素量を入力する

10時30分
売店物品購入のデータ送信 ・患者がレッドゾーンの冷蔵庫脇に設置してある物品購入依頼票を記入し、回収ボックスに入れる ・レッドゾーンの看護師は依頼票がグリーンゾーンから見えるように窓に貼り付ける ・グリーンゾーンの看護師は、依頼票を売店用タブレットで写真を撮って送信する ・オムツ、生理用品、おしりふきも売店で購入 保清 ・シャワーは9時~17時が基本で、当日予約制 ・清拭する際は使い捨てのおしぼりを使用 ・病衣やタオルは貸し出しあり、使用後は業者へ洗濯に出す 環境整備 ・清掃業者による清掃とゴミ回収は火曜日、木曜日、土曜日。その他の日のゴミ回収は看護師が実施 ・尿器は1日1回交換、洗浄機で洗う。ポータブルトイレは使用ごとに塩素系洗浄剤で清拭消毒 他、レッドゾーン内の物品カウントや入院受け入れ、退院準備 午前に15分休憩で、水分補給や着替えを実施。各自遠慮なく「行ってきます」と自分のタイミングで休憩する。ただし、必ずリーダーへ伝えて所在不明にならないこと

11時	血糖測定、インスリン準備 内服準備 •基本的に患者が自宅から持ってきた持参薬は使用しない。ナースステーション内の配薬カートから薬を準備し、イエローゾーンの配薬ケースに内服薬を入れて、レッドゾーンへ運ぶ。この際、薬歴管理簿で事前に確認すること。患者が院内で採用していない薬を服薬している場合は、レッドゾーン器材庫の配薬カートに持参薬を配薬する。この際に、薬剤師のコメントを確認して配薬忘れがないように注意する •内服の間違いがないか確認して、患者に薬を渡す。類似名の薬があったり、同姓同名の患者がいる場合は配薬カートの名前に赤丸をつける •内服準備は受け持ちではなく協力して行うため、イエローゾーンに入れる前に内服変更がないか確認する •薬剤関係は薬剤師のマニュアルも参照する
11時30分	前半休憩
12時	インスリン投与、配膳、下膳、内服 配膳の手順 •グリーンゾーン担当スタッフが空気感染隔離ユニット前まで配膳車を移動

	・レッドゾーン担当スタッフは配膳車を移動させ空気感染隔離ユニット前のドアを開ける ・グリーンゾーン担当スタッフからレッドゾーン担当スタッフへ食事を渡し、配膳する ・食器および残飯は患者本人が決められた位置にある感染性廃棄物容器に廃棄し、トレーを配膳車に返却 ・集まったトレーは次の食事のときにビニール袋に入れてワゴンへ置く。その後、栄養科が回収する
12時30分	後半休憩
14時	売店購入品の配布など 購入品の配布 ・レシートと物品、依頼票が合っているかを確認して、レシートとともに患者へ物品を渡す その他、発熱者などの必要時検温、廊下の手すりなどの清掃 午後の15分休憩で、水分補給や着替えを実施

16時	患者重症度の見直しおよび他職種カンファレンス 他職種カンファレンス ・他職種カンファレンスは毎週月曜日と木曜日に実施、参加職種は医師、看護師、薬剤師、病棟スタッフ、メディカルソーシャルワーカー事務員 ・リーダーと協力して患者の状態などを記録。カンファレンスで受け持ち患者について他職種から質問されることもあるため、情報整理をしておくこと。医師への確認事項などがあれば、カンファレンスで確認してもよい 夜間帯に物品補充やゴミ箱交換などが必要にならないよう最終確認 ・コロナ患者に使用したもののすべてを感染性廃棄物容器に廃棄。紙ゴミなどもすべて一緒に廃棄するが、オムツは汚物室、点滴類は器材庫、針は針捨てボックスに廃棄する。 ・廃棄する容器は70ℓビニール袋に入れて廃棄物保管庫に置く。専門業者が火曜日、木曜日、土曜日に回収していく
17時	日勤勤務終了 ・夜間勤務者に残務を速やかに引き継ぎ ・メンバー間の申し送りは基本的になし。その分、記録を充実させること

夜勤者については16時30分から業務が始まります。夜勤者の業務フローの一例は次のとおりです。

16時30分	夜勤リーダーから申し送り
17時30分	検温、血糖測定、インスリン準備、内服準備
21時	最終ラウンド
24時	患者重症度見直し
6時	検温、血糖測定、インスリン準備、内服準備
7時	配膳、下膳、内服
8時30分	イエローゾーンのテーブルや鍵、使用したパソコンなどを塩素系洗剤で拭く
9時	夜勤勤務終了

このように細かく業務フローをまとめることで、さまざまな病棟から集まってくる看護師がスムーズにコロナ病棟で業務に当たることができるように工夫しました。

72時間待てるかどうかに分けて、グリーンゾーンへ物品を出す手順を明記

レッドゾーンからグリーンゾーンにものを出す手順については、「72時間待てるもの」と「早急に必要なもの」とで手順が異なります。これは、新型コロナウイルスの残存期間が、プラスチックやステンレスの表面では72時間とされていることによるものです。

72時間待てるものについては、さらにビニール袋に入れることができるものとできないものとで手順を分けています。それぞれの手順については、次のとおりです。

《72時間待てるもの》

◆ビニール袋に入れることができるもの

- レッドゾーンから出すものを塩素系洗浄剤で拭く
- ビニール袋に入れて密閉に近い状態にして、イエローゾーンに保管する

・袋から出してよい日時を記載し、72時間そのまま置く
・出してよい日時以降に手袋を換えてから袋の外側を塩素系洗浄剤で拭き、グリーンゾーンに出す。患者の服や布など、拭くことができないものは拭かない

◈**ビニール袋に入れることができないもの（車椅子やベッドなど）**
・出すものを塩素系洗浄剤で拭く
・あらかじめ決めておいた、汚染区域とみなされるグレーゾーンの病室に置く
・レッドゾーンから出してよい日時を記載し、72時間そのまま置く
・出してよい日時以降に塩素系洗浄剤で拭き、グリーンゾーンに出す

なお、72時間待てるもののうち、酸素ボンベについてはイエローゾーンに移したうえで、塩素系洗浄剤で全体的に底までしっかりと拭き、グリーンゾーンに出します。

72時間待つことができず、早急に必要なものについては、書類と器材などに分けて手順

をまとめました。72時間待つことができないものをグリーンゾーンへ出すときの手順については、次のとおりです。

《72時間待てないもの》

◆レッドゾーンで記入した書類が早急に必要な場合

・コピーでも代用可能な場合は、タブレット端末で撮影して送信し、プリントアウトする

・コピーでの代用が不可の場合は、グリーンゾーンにあるファスナー付きのビニール袋に入れて受け渡しを行う。その際、ビニール袋には72時間後の日時まで開封不可であることを明記し、注意喚起する

・入院時の画像データなどを収めたCD-ROMがレッドゾーンに入ってしまった場合は、患者がCD-ROMを直接触った場合を除いてケースを塩素系洗浄剤で拭いてからグリーンゾーンに出す

◈器材や機器、修理が早急に必要なものなど

・イエローゾーンに移動して塩素系洗浄剤で拭いてから、グリーンゾーンに出す

各病棟で協力しながらコロナ病棟に来る人数を調整

コロナ病棟は第何波かによって入院患者が急増したりゼロになったり、非常に患者数の増減が激しい病棟でした。そのため過不足なく看護師を配置するための調整が、とても難しかっただろうと思います。これについては病棟の課長がしっかり対応してくれました。各病棟が情報交換を密にしながら、今日はどこの病棟から何人出す、別の日はどこの病棟から何人出すというように協力し合って毎日看護師の人数を調整していました。それによりコロナ病棟に看護師が何人来るか、あるいは誰が来るかをしっかり把握することができて、病棟業務をスムーズに回すことができたのです。

コロナ病棟は患者数の変動が大きいため、日によっては一度作成した勤務表を作り直さなければならないこともありました。勤務表を作り直すのは非常に労力の大きな作業です

が、これについても看護部長をはじめとする管理者が細かく声掛けしてフォローしている様子が見受けられました。

また、各病棟からコロナ病棟へ送られてくる看護師たちは、普段とは異なる業務に従事するためストレスもありました。その点についても部長や課長をはじめとする看護部の管理者によるフォローがしっかり行き届いていたため安心して任せることができたのです。

病棟同士の連携や部長を頂点とする組織体制などは、平時から整えておかなければパンデミックのような非常時にはさらに混乱を招いてしまいます。手前味噌かもしれませんが、私の病院は日頃からの連携体制やコミュニケーションはうまく取れていたと自負しています。

私が看護部を見ていて驚いたことは、看護部長が一人ひとりの看護師の名前を覚えており、名前で呼びかけていたことです。私の病院には400人以上の看護師がいます。そのトップである看護部長が一人ひとりの名前や大まかな役割などを覚えているということは、簡単なことではありません。看護部長が看護師の名前を覚えていて声を掛けてくれる、このことが過酷な状況下で働く看護師をどれほど勇気づけたかは、想像に難くありません。こうしたことも、大きなトラブルがなくすべての病棟の看護師がコロナ病棟を担当できたことの要因となっています。

上限2時間としたコロナ病棟でのケア対応

コロナ病棟で行う看護ケアは、基本的には一般病棟と同じです。例えば清潔ケアに関しては、シャワーに入れない患者は清拭などで対応し、必要に応じて洗髪なども行います。ただ、一般病棟と異なる点としては、患者のそばに頻繁に行くことができない点が挙げられます。一般病棟のように頻繁にはラウンドに行けないため、看護師が患者の側に行くことができる回数や時間は制限されていたと感じています。

コロナ病棟でケアに当たる際には全身を防護服や防護具で固めた状態で活動しなければならないため、心身の疲労が通常よりも非常に大きいという課題があります。汗もかきますし、職員によっては具合が悪くなって倒れてしまうこともたびたびありました。

そのためコロナ病棟のレッドゾーン内の業務は2時間を上限として、必ず一度休憩を入れるようにルールを決めました。職員には何よりも無理をせず、自分の体を第一に考えて業務に当たるように機会あるごとに伝えてきたつもりです。働く職員が倒れてしまっては、患者にも迷惑がかかってしまいます。そのためにまずは職員を守ることを最優先にして、職員が安全で安心な状態でケアに当たれるよう配慮しました。医師と同様に看護師も、さまざまな病棟からローテーションでコロナ病棟を担当することに異を唱える人は誰もいませんでした。これも病院長としては本当に有り難いと感じていることの一つです。もちろん最初の頃は、レッドゾーンに入ることをためらう看護師もいましたが、次第に正しく防御していればむしろコロナ病棟のほうが安全性は高いと理解するようになり、恐怖感や抵抗感が和らいでいったようでした。

コロナ病棟の職員を守るための施策

実際に、コロナ病棟での業務により感染した職員はいませんでした。また、第6波以降は職員や家族の陽性者も増加しましたが、一般病棟や外来よりも、コロナ病棟で勤務するスタッフのほうが感染者は少ない傾向にありました。そのため時間が経つにつれて、コロナ病棟へ行くことをためらうような職員はほとんどいなくなりました。むしろ、管理者が、休憩を取るように言葉をかけなければならないほど、コロナ病棟でのケアに集中する看護師も少なくなかったほどです。コロナ病棟での業務は肉体的にも負担になるため、管理者が積極的に声掛けをして看護師に休息を取らせていたのが非常に印象的でした。

私たち管理者は何よりもまずコロナ病棟で働く職員を守ろうと考え、ことあるごとに全職員にそのことを伝えてきました。本当にごく初期の頃の話ですが、コロナ病棟に配属された職員に対する偏見から、エレベーターや食堂などを使ってほしくないと感じる職員もゼロではありませんでした。しかし私はもちろんのこと看護部長や副部長、看護課長などが中心となって、そのような誤った意見は断固として突っぱねました。看護部長たちは「不満があるのならば、あなたが食堂を使うのをやめてください」とまで言い切って、断固たる態度でコロナの第一線で働く職員を守ったのです。

産業医によるメンタルヘルスケア

コロナ禍では、医療従事者の燃え尽き症候群やメンタルヘルスの不調なども問題となりました。私の病院では特定の診療科や職員に負担が偏ることなく、病院全体としてコロナ対応に当たったこともあり、幸いにしてコロナ病棟担当者がメンタル不調に陥ったり退職したりということはほとんどありませんでした。

そうはいっても、もちろん職員の不調を早期に発見すべく対策は講じていました。例えば産業医がメンタルチェックリストを作り、任意で週に1回提出できる体制を整えました。リストに回答した職員は提出ボックスに用紙を入れますが、それも産業医が直接取りに来て、内容が外部に漏れないように細心の注意を払っていました。そうして、回を重ねるごとにストレス度が上がっているように感じた職員については面談をするなど、メンタルヘルスに不調が起こらないようにケアを怠りませんでした。

チェックリストには素直に思ったことを書くように伝えていたので、職員はいろいろと率直にコメントを書いてくれました。なかには「あの病棟が嫌だ」などの愚痴のようなコメントもありましたが、それでいいのだと思っています。そうしたことを素直に吐き出せる場所があるということが、メンタルヘルスを守ることにつながるからです。このほか産業医が病棟の様子を見に週に1回はカンファレンスに参加したことも深い安心感につながりました。

本来の看護ができないことがストレスに

経営者や管理者の立場からすると、職員を守らなければならないのでしっかり休息を取らせなければならないと考えていたのですが、現場の看護師たちの思いはまた別のところにあったようでした。看護師は、医療職種のなかでも最も患者の近くにいる存在です。そのため本質的に患者の側にいたい、患者と話がしたいという思いを強くもっています。

しかしコロナ病棟ではそのように、患者のベッドサイドでじっくり話を聞く時間はなかなか取れませんし、清拭や洗髪などのケアも限られた物品でやらなければなりませんでした。そうしたことに対して現場の看護師たちは、もっと患者に寄り添いたかったと感じたり、自分たちの思うような看護ができないジレンマを感じたりしていたようです。

また、患者の心のケアまで十分にできないことに歯がゆさを感じている看護師もいました。コロナ禍では第一線で働く医療従事者のメンタルヘルスが心配されましたが、メンタルに不安を抱えていたのは患者も同じです。患者は自分がコロナに感染してしまったことによって、周囲に迷惑をかけてしまったと落ち込んだり罪悪感を抱いたりしている人もいました。

本来であれば、病気になったことによる患者の心のケアも看護師の大切な役割です。しかし全身防護服で十分にコミュニケーションも取れず、一度に2時間という限られた活動時間のなかでは十分に心のケアまで行うことはできず、そのことが看護師にとっては心残りになっているようでした。

このように考えると、コロナ禍で看護師のメンタルヘルスに不調が生じる原因としては、過酷な勤務状況だけではなくて、自分たちの本来の看護ができないことに対するジレンマがあるととらえることもできます。少なくとも私の病院では、コロナ病棟での業務がストレスで心を病むというケースはほとんどありませんでした。それよりも現場の看護師から聞かれたストレスの大部分は、自分たちがやりたい看護ができないこと、患者にしっかり寄り添えないことに対する不満や申し訳なさのほうが多かったようでした。

看護師同士も互いを思いやって業務を実施

コロナ病棟ではレッドゾーンに入れたものはレッドゾーンで管理をして、外には出さないことを徹底していました。例えば患者にどうしても書類を書いてもらわなければならない場合、いったんレッドゾーン内の引き出しに保管して感染リスクが下がった頃に引き出しから出して、1週間後に提出するなどのルールを徹底しました。また、コロナ病棟の壁は多くがガラス張りになっていたので、看護師が書いたメモをガラスに貼り付けてナースステーションから見えるようにして、それを見ながらあとから記録をつけるような工夫も行っていました。

コロナ病棟では、タブレット端末などのICT機器も活躍しています。タブレット端末を使うシーンは多岐にわたりますが、例えば記録に活用する以外に患者や医師、看護師とのコミュニケーションを取る際にも役立ちました。タブレット端末を使えばグリーンゾーンにいながら医師が患者の状態を把握することができますし、看護師も簡単な状態のチェックであれば画面越しに行うことが可能です。

コロナ病棟では、看護師同士が非常に互いを思いやって仕事を進めている様子も見受けられました。例えば看護師は、通常であればなんらかの行為をする際には「なんのためにそれをするのですか?」と先輩の看護師が後輩の看護師に問い掛けて業務を進めることがあります。これは後輩を育成するために、また根拠のある看護を提供するためにはとても大切なことですが、質問されるほうは強い緊張感を覚えることがあります。

看護業務を進めるうえではよく見られるこうした問い掛けも、コロナ病棟ではいっさいありませんでした。それはコロナ病棟を担当していたコアメンバーが、さまざまな病棟から集まってきた看護師たちが困ることがないように、できるだけ具体的な指示を出すように配慮していたからです。

すべての病棟からローテーションでコロナ病棟に集まるということは、コロナ病棟で働く看護師の背景はさまざまだということでもあります。さまざまな背景をもつ看護師たちはそれぞれ得意分野も異なるため、それぞれが得意分野を活かして苦手分野を補うように協力しながら働くことを意識していたのです。例えばコロナ病棟にはＩＣＵからも看護師が来ていましたが、ＩＣＵの看護師は人工呼吸器などの扱いに長けています。そのためＩＣＵの看護師は人工呼吸器の経験がない看護師のフォローに入るなど、2人1組で動けるように工夫をして業務を進めていきました。

認知症の高齢者では拘束の問題が課題に

コロナ病棟で生じた問題の一つに、認知症などの高齢者が入院患者の大半を占めた場合の対応の難しさもあります。時期によってどのような患者が入院するか傾向はさまざまですが、高齢者施設でクラスターが発生した場合、コロナ病棟の入院患者のほとんどが認知症の高齢者となることもありました。

この場合は、転倒リスクや点滴の事故リスクなど、さまざまな面でのリスクが上がってしまいます。そのためやむを得ず、一時的に身体拘束をせざるを得ないことがあるのです。本来であれば、身体拘束というのは行うべきではありませんし、行うとしてもさまざまな判断基準に沿って最小限にすべきです。

しかしコロナ病棟では、これが非常に難しい問題でした。例えば認知症患者が点滴を抜去したり、あるいは転倒してしまった場合にも、看護師はすぐに駆けつけることができないからです。アクシデントなどが起きたことが分かってからでは、急いで防護服を身につけて駆けつけるには時間がかかってしまいます。このような事情があるため、どうしても一般病棟よりも身体拘束を行うケースが増える傾向があり、これをどのように解決すべきかは今後の課題といえます。

薬剤師によるプロトコル作成で診療を標準化

病院内の医師がみんなでコロナ治療に当たることができたことの要因の一つに、コロナの診療が比較的標準化しやすかったということがあります。コロナの診療はバラエティに富んでいるというよりも、定型的にやれる部分も多いという特徴がありました。入院初日はどのような治療を行う、2日目にはどうするなどといったことが標準化しやすかったのです。裏を返せばそれだけ治療法に選択肢が少ないということでもあるのですが、いずれにしてもそうした理由から全診療科の医師が経験を積みやすい状況にありました。

もちろん、それだけではありません。呼吸器や感染症の経験が少ない診療科の医師でもスムーズに治療に当たれるように、プロトコル（治療手順）づくりにも工夫を凝らしました。これについては感染制御認定薬剤師がスキルを発揮してくれました。

コロナの治療においてはなかなかエビデンスも少ないなかで、海外の論文を紐解いたり厚生労働省の情報を参考にしたり、学会に参加したりしながら、試行錯誤でプロトコルをつくっていかなければなりません。その際にも感染制御認定薬剤師が中心となって、私や感染対策チームのメンバーと協議しながらしっかりと治療方針を立ててくれました。感染制御認定薬剤師はコロナの専従ではありませんでしたが、パンデミックの初期からずっとコロナ診療に関わってきました。

プロトコルを作成する際には薬剤師の立場から安全性や有効性を考慮して、しっかりと薬の評価をしたうえで、院内ではどのように使っていくのかを検討しました。また、すべての診療科の医師が対応するため、どの診療科の医師が患者を診療しても同じような治療ができるように心を配って計画を立ててくれたのです。例えば検査値がこの値を超えたらこの薬を使う、あるいは酸素が何リットル以上になったらこの薬を中止してこちらの薬に切り替えるなど、ある程度画一的な治療計画を定めていきました。

分かりやすいプロトコルは、病棟の業務や治療をスムーズに進めるに当たっても非常に役立ちました。通常、病棟や診療科ごとに数人程度の主治医がいますが、コロナ病棟では全診療科を挙げて対応したため主治医が数十人もいるような異例の状態となりました。主治医が多いなかでそれぞれの医師の治療方針がさまざまになると、現場の業務に混乱をきたしかねません。しかし、全診療科で共有できるプロトコルを作成したことによって、主治医が増えることによる混乱は起きませんでした。

もう一つこの感染制御認定薬剤師が力を発揮したのは、薬を使用するために必要になる膨大な資料の読み込みや書類作成でした。コロナの治療では保険適用外の薬を使わなければならないので、院内の倫理委員会を通して患者にもしっかりと説明をし、同意書を作らなければなりません。そのためには膨大な資料に当たって煩雑な書類作成をしなければならないのですが、この作業については感染制御認定薬剤師が大いに力を発揮してくれました。

コロナ禍では医師や看護師など直接患者の治療に当たる医療従事者や、検査で活躍する臨床検査技師などにスポットが当てられることはありましたが、薬剤師にスポットが当たることはあまりないようにも感じました。しかし、これはおかしな話です。未知の感染症で薬物療法が重要になるなかで、薬剤師が果たす役割も決して小さくはないからです。この点、私の病院では感染制御認定薬剤師がチームの一員として医師や看護師の役割を支えてくれたことは、非常に意味がありました。

コロナ禍では薬剤不足も深刻に、海外依存の課題が浮き彫り

コロナ禍では医療材料の不足が大きな問題としてクローズアップされましたが、薬に関しても流通が滞って医療現場は大変な思いをしました。特に、第5波以降の感染爆発が起きた際には、解熱剤や鎮咳薬、去痰薬などすべての患者に使用する必要があるような薬剤から、鎮静剤やステロイド剤など人工呼吸器管理が必要な重症患者用の薬剤まで、さまざまな薬が手に入りにくい状況が続きました。

これに対応するに当たり薬剤部では、メーカーや問屋と調整を重ねて薬剤を確保する努力をしたり、代替できる薬を検討したりするなど奔走してくれました。

日本では海外に製造や原材料の調達を依存している薬剤が多いため、海外からの入手ルートが断たれてしまうと途端に国内で薬が手に入らなくなってしまいます。これについては日本の医薬品製造・流通の脆弱さが浮き彫りになった課題です。私の病院単独の努力や工夫には限界があり、改めて日本全体、あるいは製薬業界全体で検討すべき今後の大きな課題の一つだと感じています。

研修を受けてECMOも使えるように

人工肺とポンプを用いた体外循環による治療、いわゆるECMOについても職員皆が努力して使えるようになりました。私の病院にはもともと、ECMOを使える体制はありませんでした。しかしデルタ株の流行時などは若い患者でも重症化しやすく、なにがなんでも救命するためにはECMOでの治療が必要だったのです。

そこで救急の専門医が2人増えたタイミングでECMOの勉強会をスタートしました。ECMOを使った治療を行うには、24時間誰かがつきっきりで対応しなければなりません。そのため勉強会には医師だけではなく、看護師も臨床工学技士も多くのスタッフが参加しました。同じ済生会グループ内で以前からECMO治療に熱心に取り組んでいる病院に行って勉強したりなどさまざまに努力を重ねました。

こうした取り組みは、職員全員のスキルと経験値を大いに向上させることに役立ちました。例えば呼吸器の管理一つを取っても、患者はうつぶせの状態のほうが呼吸器の管理をしやすいため、仰向けの状態で挿管されている患者を7、8人がかりでうつぶせにひっくり返す作業が必要になります。

そのような重症患者は基本的にはICUなどで管理するため、通常の病棟業務であれば経験することはありません。しかしコロナ病棟では、そうした重症患者にも対応する必要があるのです。このように普段は行わないような経験を経て、多くの看護師は「自分自身の経験値が増した。本当に良い経験になった」と言ってくれました。このように、とにかく職員が今回の経験を前向きにとらえてくれたことは私にとっても非常にありがたいことの一つでした。

手作りして乗り越えた資材不足

コロナ禍では医薬品の入手が困難になったのと同様に、日本中の病院で医療材料が手に入らずに苦労しました。私の病院でも患者の受け入れを始めて2カ月も経つと、資材不足に悩まされるようになったのです。資材不足が大変だった時期は、本来であれば使い捨ての医療材料を消毒して再利用したり、使い回したりする施設もあったと聞いています。しかし、私は職員を守る観点から、資材の使い回しは決してすべきではないと判断しました。

そこで職員の安全を守ることを最優先に、感染対策チームのメンバーで対応を検討していきました。最終的に資材不足がピークのときは、必要な資材をなんとか手作りすることでカバーしました。例えばフェイスシールドであれば、クリアファイルを切って、隙間テープと手芸用のゴムを使って作りました。このときは事務の人たちが総出で、資材の手作りを頑張ってくれたのです。

病棟での対応に限ったことではありませんが、私が職員たちと話していて本当に実感するのは、コロナ対応に当たった職員たちの大半が「大変だった」「苦労した」という経験よりも、自分たちのスキルアップにつながったというプラスの面に気持ちが向いていたことです。パンデミックではすべての職種が、平時とは異なる環境下で異なる業務に対応する必要に迫られました。慣れない業務をしなければならなくなったことに対して、経験値が増えたことや成長できたことを歓迎する職員たちの姿勢には、私自身がたびたび勇気をもらうことができました。

もう一つ職員たちを見ていて感じたことは、彼らがパンデミックへの対応をごく当たり前のこととしてとらえていたということです。２０２０年初頭に最初の患者を受け入れて以降、職員たちは一丸となってコロナ対応と併せて通常の外来診療、病棟業務と寝食を忘れて対応してくれました。それは並たいていのことではありませんし、誰にでもできることではありません。

一方で、職員と話すなかで気づいたことは、彼らに悲愴《ひそう》感がほとんどないということでした。職員たちからは自分たちが特別なことをやっているというよりは、むしろ与えられた役割として粛々と対応していたというような印象を受けました。これは感染対策室のメンバーはもちろんのこと、現場の職員もこれに近いような気持ちだったのではないかと推察されます。だからこそ成長につながったという、ポジティブな受け止め方ができたのです。

今後再びパンデミックが起きたとしても、私たちは今回の経験を活かして次はさらに良い医療を患者に提供できると信じています。私がこのように前向きにとらえることができるのは、何よりも現場の職員たちが、自分たちが乗り越えてきた状況を前向きにとらえているからなのです。

［第5章］

【地域連携対策】
緊急時でも
安全な医療を提供するために
患者情報の管理と地域連携

平時からの地域連携の重要性

コロナ禍では地域における医療連携の重要性が改めて見直されたわけですが、実際に私たちもコロナを経験して地域連携の重要性について再確認することになりました。どういうことかというと、例えば発熱外来ならば、私の病院は途中からかかりつけ患者に限った対応のみとして入院治療に注力し、代わりに医師会や地域の開業医が発熱外来に取り組むなどの役割分担をスムーズに行えたことです。また、私の病院では患者の受け入れ可否の相談などを病院長である私が直接保健所とやり取りしましたが、その際にも日頃から保健所と連携体制を構築していることが役立ちました。さらには感染管理認定看護師や感染制御認定薬剤師などの専門職もそれぞれ地域における感染対策の旗振り役として活躍してくれて、各職種のネットワークを築いて情報収集などに取り組みました。

コロナ禍では保健所の負担が大きかったことが、報道などでもさまざまな形で取り上げられました。実際に私も間近で見ていて保健所の職員はあまりに大変過ぎて、業務は破綻しつつありました。

コロナ禍ではどこの保健所も似たような状況だったのではないかと思いますが、埼玉県でも保健所にはすべての情報が集約されて事務作業だけでも大変な状態でした。保健所は開業医からコロナ患者が発生したという報告を受けたらその情報を集めて県に提出し、県からの連絡を受けて重症化リスクが高い人から入院依頼を病院へ行います。そしてここで病院に入院を断られてしまうと、また次の病院へ依頼をするということを延々と繰り返すのです。

その間にも国や県のシステムに情報を入力する作業をはじめとして数え切れないほどの事務作業が発生しています。もともと少ない人員でその事務作業をこなさなければならないため、夜中までかかって情報をまとめたり入力したりということが続いたと聞いています。

このように情報収集や入院調整、各種の事務作業に加えて、不安や恐怖を感じた住民からもさまざまな問い合わせがあったといいます。ニュースでコロナの情報を知った住民たちはこぞって保健所に電話で問い合わせをしてきます。なかには不安のあまり理性を失って何十分も延々と話し続けている人もいたそうです。保健所の職員は立場上、話を途中で遮ったりむげにしたりすることはできず、そのせいで職員自身が追い詰められていったり心を病んでしまったりした人も少なくなかったようです。

このように私たちも大変な思いをしましたが、保健所の人たちの苦労も計り知れなかったと感じています。本来ならば各医療機関から交代制などで、事務員を一人ずつ保健所に派遣するなどなんらかのサポートができればよかったのです。しかし、その頃は医療機関もギリギリの状態でしたし、それまで保健所がこのような状態に陥ることはなかったため、保健所をサポートするような仕組みがありませんでした。保健所の機能については今回のパンデミックで明確に大きな課題となったものですから、次期医療計画の策定などではおそらく議論の俎上に載せられるのではないかと考えています。

特に大変だったのは、２０２１年夏のデルタ株が蔓延していた時期だったと思います。あの頃は保健所がパンク状態で、入院調整をするにも3～5日程度はかかったように記憶しています。デルタ株は非常に重症化しやすく、重症化のリスクファクターが非常によくあてはまると現場で治療していて実感しましたが、一方でオミクロン株はほとんど重症にならず、同じリスクファクターがほとんど役に立ちませんでした。

開業医と連携した患者の直接入院

デルタ株が蔓延していた当時は私たちの病院もいちばん大変なときで、現場で指揮をしていた私は何度も「なぜこれほど重症になってから私の病院へ運ばれてくるのだ」と歯がゆい思いをしたものです。当時の医療現場の混乱も大変なもので、ある患者はそれまで13軒もの医療機関に断られて、やっとのことで私の病院へ入院できたほどです。

この患者は私の病院へ来たときには、すでに肺が弱って危機的状況に陥っていました。しかし当然のことながら、発症してすぐに肺が弱ったわけではありません。私の病院へ入院するまでに3日も4日も適切な治療が施されないままあちこちの病院で断られ、その間にどんどん症状が悪化してしまったのです。

このときばかりは私も居ても立ってもいられずに、県や保健所の了解を得たうえで地域の開業医と直接やり取りをして、患者の受け入れを行った時期もありました。連絡の遅れや受け入れ先が見つからないことによって患者が重症化してしまうのを、なんとかして防ぎたいと考えたからです。

仮にもっと早い段階で関わることができれば、重症化したり深刻化したりするまで数日間の猶予があることになります。どうにかしてその段階で関わるために、リスクファクターをまとめた紙と私の病院のファックス番号を書いた紙を地域の開業医へ配布しました。そして開業医のところでコロナの患者が見つかり、それがリスクファクターに照らしてハイリスク患者であった場合はダイレクトで私のところに連絡が来るようにしたのです。

通常であればこうしたときに開業医は保健所へ連絡し、保健所から情報が県へ行って私たちのようなコロナ患者の入院を受け入れている病院のところに入院調整が入ります。しかし、このときだけは少しやり方を変えて、開業医から直接私の病院へ連絡が入るようにしました。

やり方としてはまず、発熱患者でPCR検査が陽性になった場合、開業医から患者情報がファックスで私のところへ来ます。次に私のほうから直接患者に電話をして、体調やリスクファクターを聞き取りました。この聞き取りですぐに入院は必要ないと判断した場合は、そのまま保健所の指示に従うように伝え、リスクが高いと判断した患者については県や保健所の調整本部を経由せずに直接、私の病院へ入院させるようにしたのです。このような方法で保健所などを経由せずに直接私の病院へ入院させた患者は、おそらく30人以上にのぼると思います。

これは、入院調整に時間がかかって重症化してしまう患者を一人でも多く救いたいという思いから行った、イレギュラーな取り組みでした。しかしこの取り組みは、患者やその家族から非常に感謝してもらえるものでした。特に重症化リスクを抱える患者は、陽性が分かってから不安な気持ちで今か今かと保健所からの連絡を待っています。その部分を現場の医療機関としてスピーディーにショートカットできたことは何よりでした。

もちろん私の病院がこうした取り組みを行うことができたのは、地域の開業医の協力があったからこそです。地域との連携なくしては、このようなイレギュラーな取り組みは決してうまくいきませんでした。地域の医師が前線で患者を診察し、何かあれば後方に控えている私の病院が引き継ぐことで、すばやく重症化リスクの高い患者を洗い出すことが可能となりました。

この取り組みの特徴は、こちらから働きかけて患者をピックアップした点にあります。通常であれば、医師や看護師は病院内にいて、保健所から連絡が来たり患者のほうから病院へやってくるのを待っている立場です。しかしパンデミックでは、待ちの姿勢では患者の重症化を見過ごすリスクがあります。そのためこちらから働きかけることで、より早く重症化リスクのある患者に介入することができたのです。

ホテル療養患者へ実施した抗体カクテル療法

コロナ禍で私たちが自分から外へ出てアクションを起こしたのは、開業医と連携して直接患者を受け入れたことだけではありません。このほかにもホテル療養している患者のところへ出向いていって、抗体カクテル療法などを実施していたこともありました。抗体カクテル療法とは新型コロナウイルスに有効な2種類の抗体を混ぜ合わせて、点滴で投与する治療法のことです。抗体がウイルスと結合して、重症化を防ぐ効果があると考えられています。

これも主にデルタ株が蔓延していた頃のことです。私と看護師が防護服を着用して3人1組くらいの人数でホテルを訪問し、患者にアレルギー歴や既往歴などを問診し、適応を判断した患者に対して抗体カクテル療法を実施しました。

いわば抗体カクテル療法の出前治療のような形で、50人以上の患者に対して治療を行いました。これも一般的にはあまりやらない取り組みだったと思います。しかし、なかなか入院することができずにホテルで療養している患者からは、非常に感謝してもらうことが多かった取り組みの一つでもありました。

しかし、この取り組みなども、私たちが特別な努力をしたから可能になったわけではありません。抗体カクテル療法自体は多くの病院で行っている治療法ですから、それを病院内で入院患者だけに行うのではなく、ホテルまで出かけてホテル内で実施しただけのことだともいえるわけです。

今は在宅医療が推進されていて訪問診療に対応する医療機関が増え、医師も看護師も病院内でただ待っているだけでは患者ニーズに十分に応えられないという大きな流れもあります。ましてやパンデミックなど国全体が危機的状況にあるときこそ、ある程度は余力がある人たちが病院から外へ出て必要としている患者のもとに医療を届ける姿勢はもつべきだと私は考えています。

非常時では殻を破って行動することが重要に

医療機関にいる医療従事者はどうしても通常のルーチン業務に慣れ過ぎると、そのルーチンを突き破った行動を取ろうとしない傾向があります。しかし、パンデミックのような危機的状況に際して、自分たちにやれることがあるにもかかわらずやらないのは大きな問題です。そこは殻をぶち破って、もう一歩前に進むことが必要です。

全員でやることが難しければ、殻を破って行動できるメンバーを募ってもいいと思います。実際に私自身、コロナ禍では病院長自ら行動するシーンが多々ありましたが、共感して一緒に行動してくれるメンバーもたくさんいました。

コロナ禍で病院の外へ出て行ったのは私だけではありませんし、出向いていった先はホテル療養の患者だけでもありませんでした。例えば生まれてすぐに障がいを負って、自宅で両親に介護されている人がいました。その患者があるとき陽性となって、ホテル療養が必要になりましたが、普段家族がつきっきりで介護しているため、一人でホテルに行かせることは現実的ではありませんでした。

この患者については自宅療養のままで、自宅で抗体カクテル療法をするのがベストと思われましたが、そのとき私は病院から動くことができない状況でした。そこで誰かその患者の自宅へ行って点滴をしてくれないかと院内で声を掛けたところ、医局長や数人の看護師が手を挙げてくれて、皆でその患者宅まで行ってくれたのです。

この事実に私は大いに勇気づけられましたし、涙が出るほどうれしいと思いました。治療としては点滴をするだけだとしても、患者宅まで行って点滴をして戻ってくるまでには数時間はかかります。皆、病院でもすでに限界まで働いているなかで、数時間を費やして患者宅まで行くのは決して楽なことではなかったはずです。しかし、患者を救いたい、人の役に立ちたいという気持ちでこの仕事についている人たちだからこその行動だと思いますが、文句も言わずに自ら行ってくれたことが本当に頼もしく感じました。

あまり意識したことはなかったのですが、やはり私自身がウイルスを専門としていて日頃から感染症に対して注意を払っていることが、病院全体の意識の向上につながったのかもしれないと思うことがあります。私がこの病院に院長として赴任したのは2016年のことですが、最初の朝のミーティングでインフルエンザの流行状況について触れた挨拶をしました。

すると、副院長から「朝のミーティングでインフルエンザの感染症をテーマにしたのは初めてのことだ」と驚かれたことを今でも覚えています。もちろん感染症だけに限ったことではありませんが、このように日頃から感染症指定医療機関として注意を払い、コロナだけではなく結核や細菌などのさまざまな感染症へ備えてきたことで、病院全体としての意識やスキルを底上げできたのです。

コロナに特化した対策チームCOVMATの始動

地域連携で欠かせない取り組みの一つにCOVMAT(Corona Virus Mobile Assist Team:コブマット)があります。COVMATは埼玉県が作ったクラスター対策チームで、病院・高齢者施設・障がい者施設・児童施設などの支援活動を行うための組織です。

COVMATはDMAT(Disaster Medical Assistance Team:ディーマット)という、災害派遣のための医療チームを参考に名付けたものです。DMATは医師、看護師、業務調整員(医師・看護師以外の医療職および事務職員)で構成され、大規模災害や多傷病者が発生した事故などの現場に、急性期（おおむね48時間以内）から活動できる機動性をもった、専門的な訓練を受けた医療チームです。阪神・淡路大震災で初期医療体制が整っていなかったという反省から組織され、現在は厚生労働省内に事務局がおかれて全国にＤＭＡＴチームが配置されています。

私の病院でも２０１４年にＤＭＡＴチームが誕生し、県の消防局や機動救助隊、県の防災航空隊などとともに県内で発生した自然災害や特殊災害の救助活動に当たれるように日々訓練を行っています。

これに対してＣＯＶＭＡＴは、埼玉県が独自に作ったクラスター対策チームです。クラスターが発生したり、施設で陽性者が出たりした際に、病院医師・感染管理認定看護師・県クラスター班・保健所職員などが現地に赴き、早期収束を目指した支援を実施するものです。具体的な支援の内容としては、陽性者の管理・隔離状況、ゾーニング、個人防護具の使用・着脱状況、換気、入居者・職員の健康管理、日常的な感染管理などを確認して指導につなげています。

ＣＯＶＭＡＴは２０２０年度に発足。私の病院も２０２２年1月から参加し、医師と感染管理認定看護師が8回支援を行っています（2023年3月17日時点）。

そのほかに、感染対策チームのメンバーが行った地域支援の取り組みとしては、相談対応が105件、講演会・研修会25件、私の病院で実施している感染対策の見学受け入れ8件、コロナ患者の受け入れ準備支援7件、コロナ患者発生時を想定した支援9件、埼玉県新型コロナウイルス感染症対策優良施設認証制度の認証審査24件、トレーナー支援5件、COVMAT以外のクラスター施設の支援19件などとなっています。

このほかには埼玉県が行っている感染発生施設へのオンライン個別支援（通称eMAT）にも参加しています。eMATの支援として、オンラインによる感染症対策優良施設認証と、オンラインによるクラスター支援があります。私たちはコロナ発生当初から患者の受け入れをしてきた病院として、感染対策のノウハウやスキルを外部にも還元したいと考えて、こうした取り組みには積極的に参加してきました。

急性期病院と慢性期病院の連携の必要性

私たちの病院ではコロナ発生前から地域の医師会や病院、クリニック、保健所などと連携してきたことが大きな力になったと感じています。しかしさらに一歩踏み込んだ取り組みとしては、病院同士の連携、例えば急性期病院と慢性期病院の連携がより進んでいれば、もっと地域住民に安心して過ごしてもらうことができたはずです。

もちろん急性期の患者の治療は、急性期病院しか対応できません。しかし、療養型の病院が活躍できることもコロナ禍ではたくさんあります。急性期病院が治療の前線を引き受けて、療養型の病院がその後方支援に回ってくれれば、より多くの患者に適切な医療を提供できた可能性もあります。

例えば急性期治療が終わった患者などを療養型の病院などで引き受けてもらうことができていれば、私たちはより治療が必要な重度な患者に専念することができます。このように病院同士の連携や急性期病院と慢性期病院の連携をさらに進めていくことが、パンデミック発生時のような緊急時における強固な備えになるのです。

［第6章］

地域急性期病院の使命を全うするためにパンデミック対策を事前に講じることの重要性

恒常的に赤字経営が続く急性期病院

人手や財政面で十分なリソースがないというのは、感染症の専門組織だけではありません。新型コロナウイルス感染症対策で最前線に立った多くの急性期病院もまた、まったく余裕がない状態での経営を強いられています。私の病院のような急性期の患者を受け入れている総合病院は、その多くが構造的に赤字経営となっています。

実際に、独立行政法人福祉医療機構の調査によれば、一般病院はコロナ禍以前から全体の約4割が赤字になっています。特に赤字傾向が強いのは、国立病院機構に所属する病院や自治体が運営する公立病院、日本赤十字社や私の病院が所属する済生会、JA厚生連などの公的病院です。これら公的な性格をもつ病院は、民間病院に比べてさらに経営面で厳しい状況におかれています（WAM「2020年度〈令和2年度〉病院の経営状況」2022年）。

なぜ、公的な病院のほうが経営的に厳しいかといえば、それは救急医療や産科医療、小児科など収益性がやや低いと思われる部門も医療機関の使命として担わなければならないからです。救急医療は24時間体制で多くの職員を配置し、またベッドも確保しておかなければならず、どうしても採算性が低くなってしまいます。そのため必要不可欠な領域であるものの、どの病院も積極的に対応するとはいえない状況になっています。同様に産科や小児科も医療を提供すればするほど赤字になる不採算部門とされていて、収益を求める民間病院がこれらの部門から撤退することもあります。

公的病院が担っているのは、救急医療などだけではありません。過疎化が進むへき地の医療を担う役割もありますし、まさしく今回のパンデミックのような感染症医療を担うのも公的病院です。これらの医療は収益性や採算性だけを考えれば、やらないほうが収益は上がることも多い部門です。人口の少ないへき地に医師を派遣するよりも、多くの患者が見込まれる都市部に医師を配置したほうが当然、利益を生むに決まっているからです。

しかし日本の医療機関がすべて収益を追求していては、本当に困っている患者を救うことはできません。だからこそ私たちのような公的病院は、たとえ採算性が低いと分かっていても救急医療をはじめとする必要な医療を担い続けているのです。ところが皮肉にも、そのせいで恒常的に赤字経営になってしまうという宿命を背負っています。

膨大な人件費が病院経営を圧迫

もう一つ、病院経営が厳しい状況に陥っている構造的な課題は、どうしても人件費がかかることです。医療の分野は人間の労働力による業務の割合が大きく、ＩＣＴなどによって効率化できる業務が限定的です。また、専門性の高い人材を多くそろえる必要性があるため、どうしても経費のなかで人件費などが占める割合が多くなってしまいます。その結果、人件費などの固定費が経営を圧迫して赤字になってしまう病院が少なくないのです。

新型コロナウイルス感染症の病床を確保するに当たって、政府はコロナ患者の受け入れを促進するために病床確保料などの補助金を給付しました。こうした補助金について一部のメディアでは、医療機関側が補助金を受け取ることによって、かえって経営的に潤っているといったような批判がありました。しかし、病床確保のための補助金を受け取ったところでどうにもならないほど、そもそも非常に経営的に厳しい状況で運営しているのが実情です。このように考えると経営面も含め、普段からある程度は余裕のある医療体制を取らなければならないとは強く感じているところです。

行政や医療機関などは、平時からある程度はパンデミックに対する備えをしています。しかし、それまで想定されていたパンデミックは、例えば従来よりも強力な鳥インフルエンザウイルスが蔓延するなどの事態でした。実際に2022~2023年にかけて世界中で鳥インフルエンザウイルスが猛威を振るい、日本でも大量のニワトリが殺処分されました。従来整備されていたパンデミックへの対応マニュアルとしては、鳥インフルエンザウイルスのようにすでに知られているウイルスに対する備えが主なもので、今回のように未知のウイルスに備えることは非常に難しいのも事実です。

未知のウイルスへの備えとして、有事の際に野戦病院のようなものを展開するという発想もあると思います。例えば、自治体病院や公的な病院のうちのいくつかは、完全に通常の診療をストップさせてコロナ専用病床にしてしまうという発想です。

しかし、これも簡単な話ではありません。例えばある程度の規模の病院には、若い医師が研修などのために大学から来ているケースがよくあります。そのような医師にとっては、それぞれの専門領域の研修を受けに来たにもかかわらず、コロナ患者ばかり診療させるというわけにはいかないからです。

もしも野戦病院のようなものを展開するとすれば、どこか一つの病院を野戦病院とするのではなく、複数の病院から人を集めてしっかり手当をつけたうえで展開するなどの工夫が必要だと思います。例えば普段から1つの県に2、3カ所程度、野戦病院のようなものを作っていて、何かあればそこに患者を集めて医師や看護師も各病院から派遣するというのは有効な方法の一つだと思います。

しかし、これもまた簡単ではありません。なぜならそれぞれの病院同士というのは、連携し合う関係同士ではあるものの、ある意味では競合するライバルでもあるからです。そのためどこの病院からどれだけ人を出すかなど、調整は難航するはずです。また、医師や看護師を野戦病院へ派遣した病院は、その分人員がいなくなるわけですから、限られた人数で残された患者の治療に当たらなければなりません。そうした結果、人員を出した病院が赤字に転落するなどのことも考えられるのです。このように考えていくと、各病院から人を出し合っての野戦病院というのも実現は簡単ではないことが分かります。

ギリギリのマンパワーで運営が求められる急性期病院

厳しいのは経営面だけではありません。マンパワーの面でも各病院は本当にギリギリのところで回しているのが実情だと思います。例えばコロナ病床を作ったとしても、そこで働く医師や看護師がいなければ意味がありません。コロナ対応のために余分に人員を雇ったとしても、コロナ収束後に解雇するわけにはいきませんからやはり難しいといえます。

マンパワー不足は２０２４年からスタートする医師の働き方改革以降、さらに問題になると考えています。極端なことをいえば、それまで一人ひとりの医師の努力によって16時間働いていたとすれば、それを1人8時間に抑えるためには同じ仕事をするにも２人の医師が必要になるわけです。一方で、２人の医師を雇用する人件費はどこも担保してくれません。こう考えると、医師の働き方改革がスタートすれば現場の人員不足などはさらに大変になるとも考えられるのです。

理想をいえば、普段から少しゆとりをもった人員体制で診療に当たることができるのがベストです。普段から余裕をもった人員体制を敷いていれば、パンデミックのような事態が発生しても対応する余地があると思うからです。

どうしても日本ではすぐに利益が出る行為や、経済的な効果が明確に見込める行為に走る傾向があるように感じています。政府の補助金なども同様で、明らかに経済効果がある分野には手厚く補助が行われます。一方で、多くの革新的なアイデアを生み出しているアメリカでは、外から見たら本当に何をやっているのかまったく分からないような研究をしている人がたくさんいます。そうしてそのような人のなかから、ノーベル賞受賞者などが生まれているのです。

もちろん日本とアメリカでは研究の予算規模なども桁が違うので、一概に比較することはできないかもしれません。しかし、やはり日本全体がもう少しゆとりをもてたり、柔軟にいろいろとできたりすれば有事の際の対応も変わってくるのではないかと考えています。

ポストコロナは患者数の減少を覚悟

ポストコロナにおいて、地域急性期病院のあり方はどのように変化するのかについても考察を巡らせる必要があります。考えるべき一つの問題として、患者の減少が挙げられます。コロナ禍では全国の病院で受診控えが起き、患者数が減少しました。感染の落ちつきとともに患者数は回復傾向にありますが、おそらく完全にコロナ前の数字には戻らないと私は考えています。

理由はさまざまにありますが、一つには患者の経験値が上がったと考えることができます。コロナ禍ではほぼすべての診療科で受診控えが起きましたが、特に落ち込みが大きかったのは小児科や耳鼻咽喉科などです。社会保険診療報酬支払基金などによると、2020年の4、5月は最も落ち込みが大きく、小児科では最大で50％近く患者の受診件数が減少し、耳鼻咽喉科でも40％前後の減少率でした。

この数字は時間の経過とともに回復しつつありますが、最終的に10％程度は減少したままになる可能性もあると考えています。特に小児科などでは、子どもが発熱したり腹痛を訴えたりすると親は心配して夜中でも休日でも受診しますが、実は一晩眠れば体調が回復していることも少なくありません。

コロナ禍で図らずもこうした経験をした親たちは、子どもの状態によっては様子を見てからの受診でも大丈夫そうだということを学んだのです。このようにして経験値が上がった親たちは、感染拡大が落ちついたあともそれまでのような受診の仕方はしなくなると考えられます。ポストコロナの急性期病院のあり方を考えるうえで、これは非常に重要な視点になるわけです。

私の病院は運の良いことに、コロナ禍と前後して新病院へ移転したため、患者数は非常に増えています。しかし小児科については、やはり患者数の減少は否めません。もちろん、だからといって小児科診療をやめるという選択肢は私たちにはないのです。

仮に収益だけを考えれば、収益性の高い領域に集中的に職員を配置するということになるのかもしれませんが、地域に根ざした急性期病院の使命を考えたときに、そのようなことはあってはなりません。地域のことを考えたら、私たちはなんでも対応できる総合病院としての使命を全うすべきだからです。収益や効率だけを考えるのではなく、地域住民のニーズに対応するために小児から高齢者まで切れ目なく対応できる急性期病院であり続ける覚悟なのです。

コロナに対応した病院が明らかな経営的ダメージを受ける

もう一つは、コロナ患者を引き受けた病院がその後どうなったかというところまで、しっかり検証する必要があるとも感じています。なぜなら、コロナ患者を受け入れた病院とそうでない病院とを比べると、明らかにコロナ患者を受け入れた病院のほうが大きな経営的ダメージを負っているからです。

これは各種の調査結果からも明らかです。例えば、日本病院会や全日本病院協会などが行った「新型コロナウイルス感染拡大による病院経営状況の調査」(2021年)によれば、パンデミック発生直後の2020年1月時点では、コロナ患者を受け入れていない病院における赤字病院の割合は33・5%、受け入れた病院における赤字病院の割合は37・4%と大きな差はありませんでした。

ところがパンデミック発生から約1年が経過した2021年1月の病院の収入を見ると、コロナ患者を受け入れていない病院における赤字病院の割合は38・4%と微増だったのに対して、受け入れている病院における赤字病院の割合は57・1%と20ポイント弱も増加していたのです。2021年2月はさらに赤字病院が増えますが、このときもコロナ患者を受け入れていない病院では赤字病院の割合が55・4%に対して、受け入れている病院では74・7%と7割以上の病院が赤字になっていました。

コロナ患者を受け入れた病院が経営的に厳しい状況になっていることは、各種指標からも分かります。例えば2021年3月分の医業利益率を見ると、コロナ患者の入院を受け入れていない病院でも利益率はマイナス4・5%と赤字ですが、受け入れている病院ではマイナス19・2%と4倍以上のマイナスでした。

しっかり検証して次につなげることが重要に

コロナ患者を受け入れた病院のほうが赤字に転落した理由はさまざまですが、やはりコロナ患者を受け入れている病院での受診を、患者が敬遠したこともあると思います。特に初期の頃には、コロナ患者を受け入れている病院に対する偏見や風評被害のようなものがありました。ここには患者自身の感染に対する恐怖もあれば、周囲の人のために感染したくないという警戒感もあるはずです。

あるいはコロナ対応に追われて、やむを得ず通常診療を一部制限しなければならなかった病院もあると思います。コロナ患者を受け入れるには通常よりも多くのマンパワーや労力が必要になるため、コロナ患者以外の入院などを一時的に減らすことによって、収益を減らした病院もあるはずです。

積極的にコロナ患者を受け入れた病院が赤字に転落し、コロナ患者を受け入れていない病院のほうが経営面のダメージが少なかったことについては、どこかのタイミングで、しっかりと検証すべき大きな課題です。ここまで検証してこそ、本当にコロナが収束したといえるのです。

病院としては、2024年度からスタートする第8次医療計画への対応も重要な課題の一つです。医療計画とは、国が定める基本方針に沿って、都道府県が地域の実情に応じて医療提供体制に関する計画を定めるもので、6年ごとに計画を策定し、中間年で必要に応じて見直しが行われます。

第8次医療計画では新興感染症への備えが柱の一つに

現在の医療計画では5疾病（がん、脳卒中、急性心筋梗塞、糖尿病、精神疾患）5事業（救急医療、災害時における医療、へき地の医療、周産期医療、小児救急医療を含む小児医療）ごとに医療連携体制を構築することが求められています。そして2024年度から行われる第8次医療計画では、これらに「新興感染症等の感染拡大時における医療」を追加し、5疾病6事業について医療連携体制を構築することになっています。

そのためポストコロナにおける柱の一つは、新興感染症への備えが重要な課題になります。新興感染症への備えに関する大きな方向性としては、おそらく特定の重点医療機関のようなものを整備し、その医療機関を中心に備えていくようになるのではないかと予想しています。

そうなったときに、私たちがそうした重点医療機関に名乗りを上げるかどうかという判断が求められることになります。私たちとしてはやはり今回のパンデミックで多くの経験を積んだこと、そしてこの経験を急性期病院として今後に活かすためにも、そうした重点医療機関になることを目指すつもりで準備を進めたいと考えています。政府の方針とは別に、私たち自身も今後はさらにパンデミックに備えた病院を目指したいと考えていますから、重点医療機関を目指すことは私たちの病院自身の備えにも通じるものがあるはずです。

パンデミックへの備えとしては、個々の病院それぞれの取り組みと併せて、医療業界全体での議論を避けることはできないとも感じています。例えば日本版CDCを作るにしても、その前提としてそこで活躍する専門人材をより多く育成しなければならないからです。

CDCのような組織を支えるためには、基礎科学分野の研究者やウイルス生物学の研究者など、多くの人材が必要です。そうした人材を育成するには、そもそも科学技術分野の裾野を広げる必要がありますし、臨床現場の医師が研究に従事できる環境や、研究に関するトレーニングを受けた医師を増やすことなども必要になります。

パンデミックで海外に頼らざるを得なかった日本

日本ではコロナの抗体医薬品やmRNAワクチンを開発することができませんでしたし、塩野義製薬などの製薬企業が治療薬を作りましたが、日本初の画期的な薬というよりは欧米の後追いの感が否めません。日本はこれまでの薬害の歴史などから、ワクチンなどに対する国民の拒否感やトラウマが強く、ワクチンを開発しようという文化が醸成されなかったともいえます。その結果、このようなパンデミックの状況下で海外に頼らざるを得なくなってしまったのです。

コロナ禍では、日本の医療体制が抱える脆弱性が浮き彫りになりました。同時に、コロナによるパンデミックをきっかけとして、社会の進展が5年か10年ほど早まったともいわれています。医療の分野ではオンライン診療などが加速しましたし、一般社会でもテレワークなどが普及しました。もしもコロナを経験していなかったら、社会が今のような状態になるのはあと何年も先だったかもしれないのです。こう考えると、コロナが私たちの社会へ与えたインパクトの大きさに改めて驚かされます。

これは裏返せば、それだけ大きなインパクトがある出来事だったからこそ、ここからしっかり学ぶことができれば最高に良いチャンスになるということでもあります。やがてはコロナが収束していくと思いますが、そのときにただ「終わって良かった」と安心するのではなく、コロナ禍で私たちに突きつけられた課題、それに対する私たちの答えについて真剣に考えなければならないのだとも痛感しています。

コロナウイルスが今後どのようになっていくか、現時点では見通せていません。しかし、ウイルスの進化論的にいえば、基本的にはやがてはコロナウイルスも弱毒化していく運命にあると考えています。冬場などに流行する風邪などの4割程度はコロナウイルスといわれています。コロナウイルスにはいくつかの種類があり、人間が日常的に感染するウイルスはHuman Coronavirusと呼ばれ、4種類ほどあります。

新型コロナウイルスは今後、いくつもの亜型が出てくるとは思いますが、多くの型が派生したとしてもやがてはHuman Coronavirusのようなレベルにまで弱毒化し、死に至ることはほとんどないようなウイルスになるのではないかと推測されます。そうなると今度はインフルエンザのほうが重い感染症となりますが、基本的にはそうした形でやがては収束していくのではないかと個人的には見込んでいます。

医療従事者を育てることがパンデミックへの備えにもなる

次なるパンデミックに備えるためにやるべきことは、国レベルで対応すべき医療制度の課題もありますし、私たちのように個々の医療機関ごとに備えるべき現場レベルでの課題もあります。

現場レベルでできるパンデミックへの備えとしては、マニュアルを整備したり感染対策チームの取り組みを推進したりすることはもちろん重要です。さらには抽象的になってしまうかもしれませんが、日頃からの診療レベルを高めておくこと、急性期病院としての底力をしっかりつけておくことが、いざというときの備えになるのです。

また、経営面でいえば、やはり少しでもゆとりのある病院体制にすることが課題です。普段からギリギリのマンパワーで回していると、パンデミックが起きたからといってその対応に割く人員がいないことになってしまうからです。これについては医療制度なども絡んだ課題にはなりますが、やはりもう少し余力をもたせた病院経営を目指すつもりです。

このようにコロナ禍でいくつもの課題が浮き彫りになりましたが、これは私たち自身が変化していくチャンスでもあり、まだまだできることはたくさんあります。できることの一つは、例えば医師やメディカルスタッフの教育です。私は大学の教官でもありましたから、若い医療従事者を育てることには強い関心をもっています。

医師の育成システムにもいくつか課題があると思います。私は医師になって数十年が経ちますが、いまだに記憶に残っている患者が何人もいます。今のようなシステマチックな研修制度はありませんでしたが、そこには手応えのある医療や感動を生む医療があったわけです。働き方改革が始まって勤務時間に制限が出るなかで、どこまで人生をかけた医療ができるかは未知数です。

もちろん、悪いことばかりではありません。課題があるということは、むしろ伸びしろがあるということ、改善の余地があるということでもあるからです。こう考えて、実際に現行の制度のなかでもできるだけ血の通った教育ができるように、人材育成や教育体制には力を入れてきました。

こうした姿勢が評価されたのか、有り難いことにここ数年は私たちと一緒に働きたいと言ってくれる若い医師たちが集まってくれて、研修医の募集定員がすべて埋まる〝フルマッチ〟と呼ばれる状態になっています。新病院になると新しい病院で働きたいと考える医師が集まることがありますが、私たちの病院についていえば、新病院へ移転する前から医師が増え始めていたのです。私が院長に就任した2016年当時、働く医師の数は約60

人でした。しかし、2023年4月には83人にまで増えました。医療資源に乏しい地域にこれだけ多くの医師が集まってくれたことは非常に有り難いことです。これはやはり真剣に人を育てたいと考える、私たちの教育への姿勢が評価されたのです。

また、医師が集まるなかで、救急医療を志す医師も増えてきました。救急医療は地域を支える要となる領域ですから、私はあと5年以内に救急科の医師を15人にするという目標を掲げ、周囲にも公言しています。もちろん良い医師に集まってもらうためには、こちらのレベルも高くなければなりません。スキルアップも必要ですし、論文も書かなければならないと思います。しかし、こうして愚直に一歩一歩地域のため取り組んでいくことが、遠回りに見えてもパンデミックのような非常時にもゆるがない病院づくりにつながると私は信じているのです。

目先の利益を追うのではなく、医療の未来を信じて歩み続ける

愚直に取り組むとは、目先の利益に一喜一憂しないで患者のためになる医療を展開していくということでもあります。たとえそれがあまり利益を生まなかったとしても、それで

地域住民が幸せになれるのならば地域に根ざした急性期病院として取り組むのが使命です。

例えば私は患者にとってベストな治療を提供したいと考えているので、手術支援ロボット「ダビンチ」などは積極的に活用します。ダビンチは泌尿器科系の手術に使う分にはいいのですが、実は消化器外科などの手術の場合は内視鏡手術と保険点数は変わりません。同じ保険点数であれば、ダビンチのほうがずっと材料費がかかるため、内視鏡手術にしたほうが経営的な効率はいいのです。

しかし、それでも私はダビンチが適応する場合は積極的に使う方針を取っています。なぜならそのほうが患者負担は小さいことが多いですし、医師の負担も少ないからです。また、長い目で見れば今後はダビンチが主流の時代になると考えるため、少々の保険点数上のマイナス面には目をつぶってでも活用すべきだからです。

私の病院は新病院へ移転する前から、多くの若い医師や志ある医師が集まってきてくれて、今はまさに次なるステージへ飛躍しようとしている最中です。私の病院がある地域は、埼玉県のなかでもさらに医療資源が乏しい地域です。しかし私が常々思っていることは、このような地方で抱えている問題は、すなわち世界共通の問題であるということです。例えば高齢者がつまずいて転んでしまい、頭を打って脳挫傷になったとします。これを防ぐにはまず高齢者がつまずかなくても済むような街づくりが必要ですし、仮に転んでしまってもすぐに適切な治療を受けられる医療体制も必要になります。

このように私は身近なことを一つひとつ解決していって、その解決方法をどんどん周囲にシェアしていきたいと考えています。私たちが困っていることは、ほかの誰かも困っていることだからです。こうして考えていくと、医療現場にはまだまだアイデアの種が眠っているはずです。そのアイデアの種をいかにして育てていくか、これは考えれば考えるほどワクワクする話です。

この世界に不可能なことはないと信じて、そして医療の未来は明るいと信じて、私は今回の経験を活かし、職員とともに一丸となってさらなる高みを目指したいと心から願っています。

おわりに

世界中をゆるがせたパンデミックが発生してから丸3年半が経ちました。私たちの病院ではダイヤモンド・プリンセス号の乗客の受け入れを皮切りに、コロナの入院患者受け入れ、ドライブスルー方式による発熱外来、仮設病棟の設置、ホテル療養患者への抗体カクテル療法などさまざまな形で地域住民の健康を守るために奮闘してきました。この間、病院内で大規模なクラスターが発生することもなく、コロナと通常診療の両立も実現することができました。

私たちがコロナと通常診療を両立させながら一人でも多くのコロナ患者の対応に当たることができたのは、何よりも職員一人ひとりが医療者としての使命感をもって職務を全うしてくれたからに違いありません。病院長として彼らの奮闘をたたえたい、そしてパンデミックで培ったノウハウを多くの人と共有し、次なる非常時に備えたい、こう考えたのが本書を発刊したきっかけです。

私の病院では、全診療科の医師がコロナ診療に関わり、看護師も全体の4分の3はコロナ病棟を経験するなど、病院全体でコロナに対応しました。これはおそらく珍しい方法かもしれませんが、このように病院全体で取り組むことによって特定の人だけに負担が集中することを避けて、全職員が一丸となってコロナに対応することができたのです。

実際に、コロナ禍では医療従事者のメンタルヘルスの不調や燃え尽き症候群による退職が問題になりましたが、私の病院ではコロナによる離職はほとんど起きませんでした。これはひとえに病院全体で負担や苦労を分かち合ったこと、皆でコロナ診療に従事する職員を支えようと努力したことが要因だと考えています。

パンデミックを経験して実感したことは、日頃からの備えがいかに重要かということです。今回のような非常時では、どうすればベストなのか誰も正解をもっていません。だからこそ絶えず考え続け、答えを探し続ける姿勢を忘れてはならないのです。

日頃からの備えで役立ったことはいくつもありますが、特に役立ったと感じたことは、職種間や診療科間の垣根を取り払い、多職種による連携を深めておくことでした。パンデミックの非常事態をなんとか切り抜けることができたのは、感染対策室をはじめとするすべての職種が連携し、一致団結したからにほかなりません。

私たちの病院は済生会に属する公的病院です。済生会は「施薬救療」の精神で医療と福祉を担っている日本最大の社会福祉法人です。炭谷 茂理事長にはソーシャル・インクルージョンを目標に、常に高い理想をもって導いていただいており感謝申し上げます。園田孝志先生が先頭になって活動している全国済生会病院長会の皆さまには日頃よりアドバイスをいただきこの場を借りてお礼申し上げます。誠にありがとうございました。

新型コロナウイルス感染症によるパンデミックでは、日本の医療が抱えるいくつもの課題が白日のもとにさらされました。医師不足や看護師不足、医療連携、ＩＣＴ化の遅れ、地域医療構想、病床再編、少子高齢化……。これらの課題は何年も前から指摘されていたものばかりで、パンデミックでさらにその問題点がむき出しになった格好だと思います。これらの課題に私たちはどうやって向き合っていけばいいのか、道のりは平坦ではありません。

しかし、それでも私は日本の医療の未来は明るいと信じています。今回、誰もが想定していなかった規模の世界的なパンデミックにも、知恵と工夫、たゆまぬ努力、そして皆の協力で乗り切ることができたからです。今回の経験を糧として、私たちはさらなるステージへと進化を遂げることができました。この経験と知恵を多くの人と共有し、皆で良い医療をつくっていくことができればこれ以上にうれしいことはありません。

発信することの大切さ

私の病院の感染管理認定看護師が自分の家族が感染した際にまとめた自宅内の感染防止対策マニュアルというものがあります。彼は2022年初頭の第6波の最中に同居家族がコロナに感染し、9日間の自宅待機が必要になりました。

その間、自宅待機期間を最小にするために感染管理認定看護師の知識をフルに活用し、家庭内感染ゼロを目指した感染対策を行って無事に二次感染を予防することができたのです。こうした知識は広く多くの人に役立つと考えて、すぐに雑誌へ投稿して掲載されるとともに、病院のホームページなどにも掲載して一般の人にも活用できるようにしています。

感染管理認定看護師という感染対策のプロフェッショナルが、自ら家族が感染した経験を基にまとめたマニュアルなどは非常に貴重な資料です。実際にコロナについては「正しく恐れる」ことが大切と盛んにいわれました。正しく恐れるためにも一人ひとりがこうした正しい知識を身につけることが重要なのです。

そのためには、私たちのようなプロフェッショナルが、しっかりと感染症に対する情報を発信していくことも重要だと考えています。

正しく恐れ、進む

栗橋病院から加須市への移転時に一時的にコロナ診療を止めることになりました。その空いた時間を活用して栗橋病院の記憶、人類が経験したことのない感染症と相対峙した記録を残したいと思いました。多くの職員が関わった記録集として、30年後にそれぞれの子や孫たちに誇れるものとして形に残したいと考えたのです。そして、素人ではまったく難しいと壁に突き当たっていたときに、幻冬舎メディアコンサルティングさんからお話をいただき制作をお願いしました。私が中心のように思われるのは間違いで、全職員の活躍があったからこそこのような書籍を著すことができたのです。あらためて、全職員に心から感謝申し上げます。

70年以上も前に発行されたカミュ著の『ペスト』には次のような記述があります。

――世間に存在する悪は、ほとんど常に無知に由来するものであり、善き意志も、豊かな知識がなければ、悪意と同じくらい多くの被害を与えることがありうる。

これに対して私たち人間が対抗できる最も強力な武器は、情報共有です。有事の際にどれだけ皆が協力し合って事に当たれるか。

そのために必要なのは、日頃からのコミュニケーションと情報共有。本書に記した私たちの取り組みがこの先のパンデミック対策に少しでも役立てば幸いです。

本書が済生会加須病院の全職員とその家族の記録の一部となりますように、また新たな事態に立ち向かうときに一助となりますように祈ります。

われ山に向いて目をあぐ
わが扶助《たすけ》はいずこより来たるや

（文語訳　聖書詩篇１２１編）

新型コロナウイルス感染症年表

年	海外のできごと	日本のできごと
2019年	12月 中国・武漢にて原因不明のウイルス性肺炎の患者を確認	
2020年	1月 WHO、国際的な緊急事態を宣言 2月 WHO、新型コロナウイルスを「COVID-19」と名付ける 3月 WHO、新型コロナウイルスはパンデミックであると認定。 4月 世界の感染者数１００万人を超える 5月 世界で感染者数５００万人を超える 6月 世界の感染者数１０００万人を超える 8月 世界の感染者数２０００万人を超える 9月 世界の感染者数３０００万人を超える 10月 欧州に第２波到来 11月 世界の感染者数５０００万人を超える	1月 国内初の感染者を確認 2月 クルーズ船「ダイヤモンド・プリンセス号」での感染が発覚 国内初の死者を確認 安倍首相（当時）が全国一斉の臨時休校を要請 3月 政府対策本部を設置 4月 第１波到来。緊急事態宣言を全国に拡大 5月 緊急事態宣言解除 7月 政府の観光支援策「GoToトラベル」開始 8月 第２波到来 12月 「GoToトラベル」を全国で一斉に停止

2021年	1月 世界の感染者が1億人を超える 5月 WHO、新たに定めたギリシャ文字による呼称を使うよう各国政府に発表 8月 世界の感染者が2億人を超える 10月 世界の死者数500万人を超える 11月 WHOがオミクロン株を懸念される変異株に指定	1月 2回目の緊急事態宣言。第3波到来 2月 医療従事者へのワクチン接種開始 4月 初のまん延防止等重点措置 高齢者へのワクチン接種開始 3回目の緊急事態宣言 5月 第4波到来 7月 4回目の緊急事態宣言 東京五輪開幕 8月 第5波到来 9月 緊急事態宣言解除 11月 オミクロン株を国内で初確認
2022年	3月 世界の死者数600万人を超える 4月 世界の感染者数が5億人を超える 8月 世界の感染者数が6億人を超える 9月 WHOが、2020年3月以来の低い水準になったと指摘	7月 国内感染者1000万人を超える 9月 国内感染者2000万人を超える 10月 水際対策を大幅緩和 12月 改正感染症法が成立
2023年		1月 国内感染者数3000万人を超える 5月 新型コロナウイルス感染症を5類感染症に引き下げ

長原 光（ながはら ひかる）
1981年3月　北海道大学医学部卒業後、東京女子医科大学消化器内科入局
1986年4月　国立がん研究センターにて分子生物学を学ぶ（西村暹博士に師事）
1995年8月　ワシントン大学（セントルイス）分子腫瘍学分野で細胞周期研究に従事（Steven F. Dowdy博士に師事）
1999年11月　東京女子医科大学消化器内科講師
2004年11月　山王病院へ出向（国際医療福祉大学教授）
2007年11月　東京女子医科大学附属成人医学センター教授
2011年4月　東京女子医科大学附属青山病院教授、院長
2016年11月　埼玉県済生会栗橋病院病院長
2021年3月　東京女子医科大学教授定年退官、同特任教授
2022年6月　埼玉県済生会加須病院（旧栗橋病院より移転）病院長
現在に至る。

本書についての
ご意見・ご感想はコチラ

実例に学ぶ　医療機関のパンデミック対策

二〇二三年六月十五日　第一刷発行

著者　長原 光
発行人　久保田貴幸
発行元　株式会社 幻冬舎メディアコンサルティング
〒一五一-〇〇五一　東京都渋谷区千駄ヶ谷四-九-七
電話　〇三-五四一一-六四四〇（編集）
発売元　株式会社 幻冬舎
〒一五一-〇〇五一　東京都渋谷区千駄ヶ谷四-九-七
電話　〇三-五四一一-六二二二（営業）
印刷・製本　中央精版印刷株式会社
装丁　秋庭祐貴

Printed in Japan　ISBN 978-4-344-94683-5 C0047
幻冬舎メディアコンサルティングHP　https://www.gentosha-mc.com/